AF672032

Dr. Blome

Floriplexe

Neuartige Blütenessenzmischungen

zur individuellen Förderung

positiver Eigenschaften,

seelischer Ausgeglichenheit

und allgemeinen Wohlbefindens.

Bibliografische Information der Deutschen Nationalbibliothek:
Die Deutsche Nationalbibliothek verzeichnet diese Publikation in der Deutschen Nationalbibliografie; detaillierte bibliografische Daten sind im Internet über dnb.dnb.de abrufbar.

Die Umsetzung der hier gemachten Vorschläge liegt in der alleinigen Verantwortung des/r Anwenders/in. Jegliche Haftung des Autors bzw. des Verlages für Gesundheits-, Personen-, Sach- und Vermögensschäden ist ausgeschlossen.

FLORO VERLAG
Dr. Götz Blome
D- 79274 St. Märgen
www.floro-verlag.de

© 2017 Dr. Götz Blome

Alle Rechte der Verbreitung und Vervielfältigung, auch durch Film, Fernsehen, Funk, fotomechanische Wiedergabe, Tonträger jeder Art und Speicherung in Datensystemen, sowie auszugsweiser Nachdruck sind vorbehalten und müssen durch den Verlag genehmigt werden.

Herstellung:
BOD – Books on demand, Norderstedt

ISBN 978-3-9812753-5-3

Inhalt

Dr. Blome

FLORIPLEXE ©

Diese speziellen Mischungen aus Bach-Blütenessenzen sind das Ergebnis jahrzehntelanger ärztlicher Arbeit mit Blütenessenzen. Sie wurden für Menschen entwickelt, die ihre Lebenssituation verbessern wollen oder mit ihrer Persönlichkeitsentwicklung nicht zufrieden sind.

FLORIPLEXE sind keine Arzneimittel und haben auch keinerlei medizinische Indikationen. Sie bestehen aus einer besonderen Kombination von original englischen Blütenessenzen. Sie werden zur Hälfte aus den unverdünnten Mitteln und zur anderen Hälfte aus einem sogenannten „Potenzakkord" der jeweiligen Blütenessenzen (D6, D12, C3 - nach dem homöopathischen Prinzip zubereitet) angefertigt und zusätzlich mit positiven Schwingungen dynamisiert. Außerdem wird bei jedem **FLORIPLEX** die ihm zugrundeliegende Botschaft (zum Beispiel „Versöhnlichkeit" oder „Neubeginn") nach dem Prinzip von Masaro Emoto aktiviert.

Übrigens werden solche Blütenessenz-Mischungen In fast allen europäischen Ländern als Nahrungs-ergänzungsmittel anerkannt; in Deutschland gelten Bach-Blüten lt. Urteil des OLG Hamburg (2008) als Lebensmittel. Man könnte Blütenessenzen aber auch als „Vitamine für die Seele" betrachten, die dem Organismus – auf seiner obersten, geistig-seelischen Funktionsebene jene positiven Impulse geben können, die er zu einer guten und gesunden Funktion benötigt. Solche Einflüsse und Wirkungen haben eine große Bedeutung in unserem Leben. Harmonische Musik, freundliche Worte, schöne Bilder, positive Gedanken und viele, mit unseren normalen Sinnen nicht wahr-nehmbare elektro-magnetische Schwingungen können uns nachhaltig beeinflussen. Das kennen wir z.B. von Sonne und Mond, von bestimmten Wetterveränderungen und auch der Homöopathie. Auf alle diese subtilen Einflüsse reagiert u.a. unser Gehirn, indem es Impulse zu bestimmten Organen und Zellen, u.a. den Hormondrüsen, sendet, deren Funktion sich daraufhin normalisiert. Die offizielle Medizin4-wissenschaft sperrt sich (aus unwissenschaftlichen Gründen) zur Zeit noch gegen diese Erkenntnisse und hält Blütenessenzen, Wettereinflüsse, bioelek-tronische Impulse usw., ja sogar die seit Jahrhunderten bewährte Homöopathie, immer noch für Phantasieprodukte.

Meine langjährigen Erfahrungen mit den **FLORIPLEXEN** haben mir gezeigt, dass sie unter geeigneten Umständen die von mir erwähnten Wirkungen haben *können*. Diese dürfen jedoch mangels wissenschaftlicher Beweise und Anerkennung (für die riesige, unerschwinglich kostspielige Studien und/oder Tierversuche erforderlich wären) nicht offiziell auf den Präparaten angegeben werden. Insofern sind die auf den folgenden Seiten erwähnten, möglichen Effekte lediglich als Ausdruck *meiner persönlichen Meinung* und nicht als Wirkungsversprechen zu verstehen.

Es steht Ihnen aber frei, eigenverantwortlich auszuprobieren, ob die **FLORIPLEXE** auch Sie dabei unterstützen können, Ihre persönlichen, positiven Eigenschaften weiter zu entwickeln und zu seelischer Ausgeglichenheit sowie innerem Frieden – mit all ihren, auch für den Körper, wohltuenden Folgen - zu finden. Dieser Meinung waren offensichtlich bisher viele tausend begeisterte Anwender, die meiner anerkannten Kompetenz in Bezug auf Blütenessenzen und Lebenssanierung vertrauen. Falls Sie sehr kritisch und „wissenschaftlich" eingestellt sind, können Sie die evtl. positiven Wirkungen ja einfach, wie in der offiziellen Medizin üblich, als „Placebo-Effekte" abtun.

Dr. med. Götz Blome

(Weitere Informationen: www.dr-blome.de)

Bezugsmöglichkeit:

Mithras-Apotheke D- 79359 Riegel
Tel. 07642 - 923 282, Fax 07642 - 923 280,
mithras-apo@gmx.de www.mithrasshop.de
Dort gibt es auch einen Floriplex-Testsatz.

Wählen Sie 1 - 2 (evtl. auch 3) FLORIPLEXE, von denen Sie sich angesprochen fühlen und nehmen Sie

- täglich 1 – 2 x 5 Tropfen auf die Zunge oder
- 5 – 10 Tropfen in einem Glas Wasser zusammengemischt, das Sie im Lauf des Tages austrinken.
- In besonders dringlichen Situationen stündlich 5 Tropfen auf die Zunge.

FLORIPLEX Nr. 1

„Entgegenkommen"

Blütenessenzmischung nach Dr. Blome
zur individuellen Förderung positiver Eigenschaften,
seelischer Ausgeglichenheit und allgemeinen Wohlbefindens.

Leider darf ich hier trotz meinen langjährigen, guten Erfahrungen mit Floriplexen keine Wirkungen angeben oder versprechen, die nicht „wissenschaftlich" bewiesen sind.

Sie können jedoch, wenn Sie wollen, eigenverantwortlich ausprobieren, ob diese Blütenessenzmischung Ihre Bereitschaft zu mehr Entgegenkommen und Fairness fördern und ob sie Ihnen helfen kann, zu anderen Menschen toleranter, nachgiebiger und großzügiger zu sein.

Vielleicht gehören Sie zu jenen Menschen, die

- zu anderen - z.B. den Kindern, dem Ehepartner, den Angestellten – oft zu streng sind oder zu viel von ihnen verlangen,
- anderen Menschen zu wenig persönlichen Entfaltungsspielraum geben bzw. sie beherrschen wollen,
- zur Intoleranz neigen und keinen Widerspruch dulden,
- oft rechthaberisch, fordernd oder/und dominant sind.

Am besten befragen Sie hierzu auch Ihre Angehörigen und Freunde.

Zusammensetzung: Englische Blütenessenzen (Beech, Holly, Impatiens, Oak, Rock Water, Vervain, Vine, Willow von Healing Herbs) in Originalstärke sowie in den Potenzen D6, D12, C3 – *zusätzlich durch spezielle positive Schwingungen aktiviert.* Alkoholgehalt: 30%.

Anmerkungen zum Thema:

Jede menschliche Gemeinschaft – ob groß oder klein - ist hierarchisch gegliedert und besteht aus Menschen, die gerne den Ton angeben und die Führung übernehmen, sowie anderen, die es vorziehen, sich führen zu lassen und im Hintergrund zu bleiben. Beide Menschentypen (die es in verschieden starker Ausprägung gibt) tragen auf sinnvolle Weise dazu bei, dass wir in geordneten, funktionierenden Verhältnissen leben können. Beide besitzen Fähigkeiten, die ihren Mitmenschen zugutekommen.

Betrachten wir hier einmal jenen Menschentyp, der aufgrund seiner Veranlagung dazu bestimmt ist, eine Führungsrolle zu übernehmen, d.h. seinen Mitmenschen Ziele, Wege, Problemlösungen zu zeigen oder sie aus Notsituationen zu retten. Dafür besitzt er im Idealfall Charakterstärke, Großzügigkeit, Vorbildlichkeit, Überlegenheit und Nachsichtigkeit.

Es kommt allerdings immer wieder vor, dass es solchen Menschen aufgrund ungünstiger Lebensumstände nicht gelingt, ihr positives Potential optimal zu entwickeln, so dass sie sich anderen gegenüber (z.B. Kindern, Ehepartner oder Angestellten) streng, diktatorisch oder intolerant verhalten. Oder dass sie, weil sie zu sehr von sich selbst und der Richtigkeit ihrer Ansichten überzeugt sind, es nicht vertragen, wenn man eine andere Meinung vertritt, ihnen widerspricht oder nicht „gehorcht". Da sie meistens meinen, sie seien im Recht, suchen sie bei jedem Problem grundsätzlich den Fehler bei anderen.

Zwar ist diese Haltung nicht immer so ausgeprägt, aber Menschen mit diesem Charakter haben nun einmal den Hang zum Dominieren und Führen. Diese Fähigkeit ist in Notsituationen, in denen Autorität, Willenskraft und Durchblick gefragt sind, durchaus wertvoll. Sie kann aber unter ungünstigen Umständen ins Negative umschlagen und den betreffenden Menschen dazu treiben, rücksichtslos und evtl. sogar mit körperlicher Gewalt seinen Willen durchzusetzen.

Ein solches Verhalten kann man gelegentlich sogar bei entsprechend veranlagten Kindern beobachten, wenn man ihren Wünschen und Absichten zu großen Widerstand entgegensetzt. Autoritäre Eltern versuchen dann oft ihren Willen zu brechen. Doch das führt genau zum Gegenteil: er wird dadurch so gestärkt, dass er schließlich den Charakter des Kindes beherrschen und es unfähig zum Nachgeben, zum Kompromiss und zur Unterordnung machen kann.

Für jemanden mit diesem Charakter wäre es eine große, persönliche Leistung, wenn er - sich in dieser Beschreibung selbst erkennend - bereit wäre, über den eigenen Schatten zu springen. Das heißt: sich selbst etwas mehr zurückzunehmen, sich um mehr Freundlichkeit und Fairness zu bemühen und nachsichtiger oder verständnisvoller auf die (vermeintlichen?) Fehler anderer zu reagieren. Das Privileg der Starken besteht ja darin, fair und großzügig zu den Schwächeren zu sein, ihnen auch einmal den Vortritt zu lassen und evtl. sogar auf eigene Rechte zu verzichten.

Wir sollten nie vergessen, dass jeder Mensch aus seiner persönlichen Sicht immer Recht hat und dass gutes menschliches Miteinander nur möglich ist, wenn wir uns gegenseitig respektieren und ernst nehmen. Druck erzeugt immer Gegendruck, wogegen Freundlichkeit freundlich macht.

FLORIPLEX Nr. 2

„Gutes Gewissen"

Blütenessenzmischung nach Dr. Blome
zur individuellen Förderung positiver Eigenschaften,
seelischer Ausgeglichenheit und allgemeinen Wohlbefindens.

Leider darf ich hier trotz meinen langjährigen, guten Erfahrungen mit Floriplexen keine Wirkungen angeben oder versprechen, die nicht „wissenschaftlich" bewiesen sind.

Sie können jedoch, wenn Sie wollen, eigenverantwortlich ausprobieren, ob diese Blütenessenzmischung Ihnen dabei helfen kann, innerlich freier und unabhängiger zu werden und weniger unter moralischen Zwängen und Schuldgefühlen zu leiden.

Vielleicht gehören Sie zu jenen Menschen, die

- oft unter Schuldgefühlen oder schlechtem Gewissen leiden,
- dazu neigen, sich selbst zu verurteilen,
- sich oft ohne Notwendigkeit entschuldigen,
- sich viel und schnell schämen,
- von zu starkem Verantwortungsgefühl gequält werden,
- mehr Mut für den eigenen Weg brauchen.

Am besten befragen Sie hierzu auch Ihre Angehörigen und Freunde.

Zusammensetzung Englische Blütenessenzen (Agrimony, Centaury, Crab Apple, Larch, Mimulus, Oak, Pine, Rock Water von Healing Herbs) in Originalstärke sowie in den Potenzen D6, D12, C3 – *zusätzlich durch spezielle positive Schwingungen aktiviert.* Alkoholgehalt: 30%.

Anmerkungen zum Thema:

Das Thema „Schuldgefühle" beherrscht mehr oder weniger unser ganzes Leben. Dass sie sehr quälend sein können, wissen wir alle, und die meisten von uns meinen, man könne ihnen nicht oder nur dadurch entgehen, dass man „Buße" tut, sich „entschuldigt", Strafe akzeptiert oder sich vorsichtshalber so benimmt, dass sie gar nicht erst auftreten können. Zweifellos ermöglicht das ein relativ angenehmes und risikoarmes Leben, doch gleichzeitig bedeutet es den weitgehenden Verlust der inneren Freiheit, der Selbstachtung und der Fähigkeit zur Selbstbestimmung.

Sobald (oder falls) wir dies erkennen, erwacht in uns der Wunsch nach Befreiung aus dem „Schuld-Sühne-Terror". Dazu müssen wir uns aber zunächst darüber klar werden, dass Schuldgefühle wenig mit echter Ethik oder hoher Moral zu tun haben, sondern vor allem ein Ausdruck unserer Angst vor Ablehnung, Verurteilung und Bestrafung sind. Diese hat meist ihren Ursprung in der Kindheit, in der wir weitgehend hilflos der Willkür von Eltern und Erziehern ausgeliefert waren, die uns – notfalls mit Gewalt - zu „anständigen", gehorsamen und gut angepassten Menschen erziehen wollten.

Übrigens hat auch unser „gutes Gewissen" etwas mit dieser Angst zu tun: es besteht ja vor allem in der Erleichterung darüber, dass wir durch Wohlverhalten eine Bestrafung vermieden haben. Denn genau wie in der Kindheit gilt auch heute noch: wenn wir nicht die uns vorgegebenen moralischen oder praktischen Regeln einhalten, wenn wir nicht wohlerzogen und „anständig" sind, nicht verzichten, uns nicht anpassen oder uns selbst verleugnen, werden wir in irgendeiner Form verfolgt und bestraft – körperlich, sozial oder emotional. Daher fürchten viele Menschen ständig , Fehler zu machen oder Schuld auf sich zu laden, leiden unter schlechtem Gewissen und verurteilen sich selbst für etwas, was sie taten oder was sie sind.

Es gibt zwei Möglichkeiten, Schuldgefühle zu vermeiden. Die eine besteht darin, dass wir uns davor hüten, aus der Reihe zu tanzen oder kritisch zu sein, und bereitwillig alles tun, was von uns erwartet wird, selbst wenn wir es sinnlos oder falsch finden. In diesem Fall arrangieren wir uns realistisch mit den „moralischen" Regeln und Dogmen, nehmen alles nicht so ernst und mogeln uns irgendwie durch. Da dies aber Feigheit, Selbstverleugnung, Unterwerfung, Heuchelei oder Unehrlichkeit voraussetzt, die wiederum Frustrationen, Niedergeschlagenheit oder Selbstverachtung nach sich ziehen, ist die andere Möglichkeit letztlich die bessere, wenn auch bedeutend mühsamere: Wir bemühen uns, nur so zu handeln, zu denken und zu sprechen, dass wir es *vor uns selbst* verantworten können und ein gutes „Seelen-Gefühl" haben. Denn unsere Seele will ja immer nur die Wahrheit.

Worin auch immer unsere Lebensbedingungen bestehen: wenn wir unsere innere Freiheit, unsere Selbstachtung und unsere Eigenverantwortung bewahren (oder wiederfinden), gibt es keinen Grund für Schuldgefühle oder ein „schlechtes Gewissen". Denn die wirkliche Moral liegt in uns selbst, und wir sind letztlich niemandem außer uns selbst Rechenschaft schuldig. Das echte Gewissen, nämlich unsere innere Stimme, sagt uns, wie wir handeln und welchen Lebensweg wir einschlagen sollen.

FLORIPLEX Nr. 3

„Freundlichkeit"

Blütenessenzmischung nach Dr. Blome
zur individuellen Förderung positiver Eigenschaften,
seelischer Ausgeglichenheit und allgemeinen Wohlbefindens.

Leider darf ich hier trotz meinen langjährigen, guten Erfahrungen mit Floriplexen keine Wirkungen angeben oder versprechen, die nicht „wissenschaftlich" bewiesen sind.

Sie können jedoch, wenn Sie wollen, eigenverantwortlich ausprobieren, ob diese Blütenessenzmischung Ihnen dabei helfen kann, entspannter und freundlicher zu werden bzw. Ärger und Stress zu vermeiden.

Vielleicht gehören Sie zu jenen Menschen, die

- oft und schnell gereizt oder wütend werden,
- sich schnell ärgern, wenn es nicht so läuft, wie sie wollen,
- sogleich unter Stress geraten, wenn es Probleme gibt,
- sich oft selbst unter Druck setzen.

Am besten befragen Sie hierzu auch Ihre Angehörigen und Freunde.

Zusammensetzung: Englische Blütenessenzen (Cherry Plum, Elm, Holly, Hornbeam, Impatiens, Oak, Rock Water, Vine, Willow von Healing Herbs) in Originalstärke sowie in den Potenzen D6, D12, C3 – *zusätzlich durch spezielle positive Schwingungen aktiviert.* Alkoholgehalt: 30%.

Anmerkungen zum Thema:

„Seelenruhe, Heiterkeit und Zufriedenheit sind die Grundlagen allen Glücks, aller Gesundheit und des langen Lebens". Diese Aussage C.F. Hufelands, des Leibarztes von Goethe, Schiller und Friedrich Wilhelm III. gilt heute mehr denn je.

Unser hektisches Leben, der Mangel an zeitlichem und räumlichem Erholungsraum, die nervliche Überreizung durch die unüberschaubaren Datenfluten, die ständig schrumpfende Distanz zu anderen Menschen usw. führen dazu, dass sich viele Menschen mehr und mehr in die Enge getrieben fühlen und bei bestimmten Gelegenheiten übertrieben negativ reagieren. Sie werden schnell gereizt oder wütend, wenn es nicht so läuft, wie sie es wollen, wenn man etwas von ihnen will, was ihnen nicht passt, oder wenn man ihnen widerspricht. Generell neigen sie nicht nur dazu, sich viele Probleme selbst zu machen, sondern auch bei Schwierigkeiten sogleich gestresst oder aggressiv zu reagieren.

Wir alle kennen dies. Wir wissen, wie schwierig es manchmal ist, „die Pferde zu zügeln", freundlich mit anderen Menschen umzugehen oder entspannt zu arbeiten, wenn die Stimmung durch irgendwelche Probleme hochgeheizt ist, denn auf Emotionen mit dem Verstand einzuwirken, ist kaum möglich. Diese Problematik betrifft besonders jenen Menschentyp, der als „gallig" bezeichnet wird, weil Stress und Ärger sein Leber-Gallesystem reizen, was ihn wiederum noch reizbarer macht. Diesen Teufelskreis zu durchbrechen ist oft sehr schwierig, weil solche Menschen nicht nur auf alle wohlgemeinten Ratschläge gereizt reagieren, sondern weil mit der Zeit auch ihre Mitmenschen davon „angesteckt" werden und selbst nicht mehr ruhig und gelassen reagieren können.

Wenn wir in unserem Leben etwas ändern wollen, müssen wir uns an das Prinzip *„Innen wie außen"* erinnern. Das heißt: unsere äußeren Lebensumstände sind die Folge unserer inneren Zustände. Sie ändern sich automatisch, sobald wir selbst uns ändern. Nicht ohne guten Grund heißt es, Selbsterkenntnis sei der erste Weg zur Besserung. In diesem Sinne könnten wir bei allen Problemen und Ärgernissen die Ursache immer zunächst bei uns selbst suchen. Oder wir könnten bestimmte Situationen, die für uns ein hohes Reizpotenzial haben, vorsichtshalber meiden. Oder: wenn andere Menschen unfreundlich oder aggressiv zu uns sind, könnten wir uns fragen, ob das vielleicht nur die Antwort auf unser eigenes unfreundliches Verhalten ist. Und wenn uns eine Arbeit misslingt, könnte es daran liegen, dass wir sie nicht gut gelaunt und entspannt genug begonnen haben, dass wir sie nicht in der richtigen Weise ausgeführt haben oder dass wir uns dabei zu etwas zwingen, was wir eigentlich ablehnen.

Dostojewski schrieb einmal sinngemäß, man müsse alles „con amore" – mit Herz und Begeisterung - tun, wenn man ein gutes Ergebnis wolle. Dass diese Aussage stimmt, wissen wir. *Eigentlich* sollten wir immer warten, bis wir in der richtigen Stimmung sind, sollten nur mit jenen Menschen näheren Umgang pflegen, die uns sympathisch sind, und nichts unternehmen, was uns unangenehm ist oder was wir falsch finden. Ein wunderbares Konzept. Leider gelingt es uns oft nicht, es in die Tat umzusetzen – ein Grund mehr, sich bewusst darum zu bemühen! Dazu würde auch gehören, auf mehr Schlaf, bessere Wohnbedingungen und gesündere Ernährung zu achten sowie sich genügend Zeit zu ruhigem Nachdenken zu gönnen. Dies würde uns zu einem stabilen Seelenzustand verhelfen, der alle äußeren Widrigkeiten abpuffert.

FLORIPLEX Nr. 4

„Gelassenheit“

Blütenessenzmischung nach Dr. Blome
zur individuellen Förderung positiver Eigenschaften,
seelischer Ausgeglichenheit und allgemeinen Wohlbefindens.

Leider darf ich hier trotz meinen langjährigen, guten Erfahrungen mit Floriplexen keine Wirkungen angeben oder versprechen, die nicht „wissenschaftlich“ bewiesen sind.

Sie können jedoch, wenn Sie wollen, eigenverantwortlich ausprobieren, ob diese Blütenessenzmischung Ihnen dabei helfen kann, in stressigen Situationen ruhiger, entspannter und selbstsicherer zu werden und eventuelles Lampenfieber abzubauen.

Vielleicht gehören Sie zu jenen Menschen die

- unter Leistungsdruck, bei Prüfungen oder öffentlichen Auftritten (z.B. als Musiker/in oder Redner/in) sehr aufgeregt werden und dadurch weder klar denken noch sinnvoll agieren können,
- in kritischen Situationen zur Panik neigen,
- sich schnell aus der Ruhe bringen lassen.

Am besten befragen Sie hierzu auch Ihre Angehörigen und Freunde.

Zusammensetzung: Englische Blütenessenzen (Agrimony, Cherry Plum, Hornbeam, Impatiens, Larch, Mimulus, Pine, Rock Rose, Sweet Chestnut, White Chestnut von Healing Herbs) in Originalstärke sowie in den Potenzen D6, D12, C3 – *zusätzlich durch spezielle positive Schwingungen aktiviert.* Alkoholgehalt: 30%.

Anmerkungen zum Thema:

Das Geheimnis erfolgreicher Menschen besteht darin, immer nur das zu tun, was sie können. Daher behalten sie in jeder Situation den Überblick und können alle Probleme „kaltblütig“ meistern. Da sie sich ihrer Fähigkeiten bewusst sind, fürchten sie sich nicht vor Misserfolgen und Versagen, sind entspannt und kennen kein „Lampenfieber“. Dieser Begriff bezog sich ursprünglich auf jene Menschen, die im „Rampenlicht“ stehen und vor einem großen Publikum eine besondere Leistung erbringen müssen: Schauspieler, Musiker, Redner, Sportler, Künstler. Sie geraten vor ihrem Auftritt in einen Zustand erhöhter Wachsamkeit und Reaktionsfähigkeit, der ihre Leistungsfähigkeit und Kreativität erhöht.

Diese in der ganzen Natur verbreitete Reaktion ist nützlich, solange sie, wie bei einem guten Training, die vorhandenen Leistungsreserven aktiviert und Wachstumsimpulse gibt, ohne den Körper zu überfordern. Man spricht dann auch von „Eu-Stress“. Sobald sie aber so stark wird, dass sie sich nicht mehr kontrollieren lässt, wird sie zum schädlichen Stress, der mit starker Erregung und Panik einhergeht, die überlegene Verstandeskontrolle ausschaltet und sinnvolles Handeln unmöglich macht. Dann machen wir Fehler, können nicht mehr klar denken, beherrschen unseren Körper nicht mehr richtig und sind unfähig, unsere Arbeit mit der nötigen Sorgfalt und Freude auszuführen. (Auf Dauer können sich daraus auch Schilddrüsenprobleme entwickeln, die dann ihrerseits die Entstehung von Stress begünstigen.)

Panik kommt öfter vor, als uns üblicherweise bewusst ist, und kann entweder „nur“ zu Nervosität, Kopflosigkeit und unkontrollierten Bewegungen (z.B. Zittern) führen oder sich zur Gedankenblockade („black out), Kontrollverlust und totalen Reaktionsstarre steigern. Sie tritt zwar manchmal auf, wenn wir etwas dringend und sofort erreichen wollen, ist dann also die Folge einer gewissen Gier. Meistens wird sie aber dadurch ausgelöst, dass wir von einer bestimmten Situation Unannehmlichkeiten oder Leiden befürchten.

Denn wenn wir etwas Besonderes leisten müssen, von öffentlicher Anerkennung abhängen oder eine wichtige Prüfung absolvieren müssen, besteht ja die Gefahr, dass wir Fehler machen oder total versagen, was evtl. verheerende Folgen für uns haben kann. Diese Gefahr ist umso größer, je weniger wir uns zutrauen, denn die Grundlage jeden Erfolges ist die Erwartung, erfolgreich zu sein.

Menschen, die zu solcher Panik neigen, müssten daher - abgesehen davon, dass sie grundsätzlich in der Lage sein sollten, die geforderten Leistungen zu erbringen - vor allem ihr Selbstvertrauen stärken. Dazu sollten sie sich immer wieder klar machen dass ihr eigener Wert nicht von der Anerkennung durch andere Menschen abhängt, die sie sich durch besondere Fähigkeiten und Leistungen verdienen müssen, sondern auf etwas viel Wichtigerem beruht: ihrer inneren Freiheit und Unabhängigkeit, ihrer persönlichen Anständigkeit und Menschlichkeit.

Eigentlich geht es auch im normalen Leben nur darum, ein guter Sportler zu sein, für den jeder Wettkampf nur ein Spiel ist: gewinnt er, so freut er sich, verliert er, so lacht er. So kennt er keine Furcht vor Misserfolg oder Blamage.

FLORIPLEX Nr. 5

„Eigenes Wohlergehen“

Blütenessenzmischung nach Dr. Blome
zur individuellen Förderung positiver Eigenschaften,
seelischer Ausgeglichenheit und allgemeinen Wohlbefindens.

Leider darf ich hier trotz meinen langjährigen, guten Erfahrungen mit Floriplexen keine Wirkungen angeben oder versprechen, die nicht „wissenschaftlich“ bewiesen sind.

Sie können jedoch, wenn Sie wollen, eigenverantwortlich ausprobieren, ob diese Blütenessenzmischung Ihnen dabei helfen kann, etwas mehr auch an das eigene Wohl zu denken und sich gegenüber fremdem Leiden so abzugrenzen, dass Sie Ihr seelisches Gleichgewicht und Ihre Gesundheit bewahren können.

Vielleicht gehören Sie zu jenen Menschen, die

- sich immer sehr viele oder übertriebene Sorgen um andere machen,
- sich zu wenig gegenüber fremdem Leid abgrenzen können,
- sich viel zu sehr für andere aufopfern,
- kein gesundes Gleichgewicht zwischen ihren eigenen Bedürfnissen und denen Ihrer Mitmenschen finden können.

Am besten befragen Sie hierzu auch Ihre Angehörigen und Freunde.

Zusammensetzung: Englische Blütenessenzen (Aspen, Centaury, Chicory, Mimulus, Pine, Red Chestnut, Star of Bethlehem, Walnut von Healing Herbs) in Originalstärke sowie in den Potenzen D6, D12, C3 – *zusätzlich durch spezielle positive Schwingungen aktiviert.* Alkoholgehalt: 30%.

Anmerkungen zum Thema:

Mitleid zu haben, gilt üblicherweise als hohe menschliche Tugend, weil es Achtsamkeit und Hilfsbereitschaft bedeutet. Und das Gefühl, von mitfühlenden Menschen im Unglück nicht allein gelassen zu werden, ist sehr wichtig für uns. Über diesen positiven Aspekten des Mitleids vergisst man jedoch oft, dass es auch eine negative Seite hat. Diese ergibt sich aus dem Begriff selbst, in dem sich das Wort „Leid“ findet.

Der moralische Sinn des Mitleids liegt darin, dass man jemandem hilft, sein Leiden zu überwinden, indem man daran persönlich Anteil nimmt. Diese an sich begrüßenswerte Einstellung hat aber den entscheidenden Fehler, dass man nicht mehr effektiv und frei helfen kann, weil man ja jetzt selbst leidend und hilfebedürftig, ist. Diesen negativen Effekt wagen wir uns allerdings meist nicht einzugestehen, weil wir von klein auf moralisch zum Mitleid verpflichtet wurden. Deswegen erkennen wir auch nicht, dass es hier in Wirklichkeit um etwas anderes geht, nämlich um Mitgefühl.

Mitgefühl bedeutet, dass wir bereit sind, unsere Mitmenschen fühlend wahr- und anzunehmen und ihnen, wenn nötig aus ihren Problemen oder Leiden heraus zu helfen – allerdings, ohne uns selbst davon anstecken zu lassen. Dabei müssen wir jedoch immer bedenken, dass wir uns nicht wirklich in einen anderen Menschen hineinversetzen können und dass deshalb immer die Gefahr besteht, dass wir nur unsere eigene Gefühlswelt auf ihn projizieren. Im Umgang mit leidenden Menschen ist also neben dem Mitgefühl eine gewisse Selbstdisziplin und Ehrlichkeit sich selbst gegenüber erforderlich.

Das gilt vor allem für jene Menschen, die von so starkem Mitleid mit anderen Menschen beherrscht werden, dass sie, weil jetzt selbst leidend, unfähig werden, vernünftig und selbstbezogen zu denken und zu handeln - abgesehen davon, dass sie auch keine Lebensfreude mehr empfinden und an ihr eigenes Wohl denken können. Dieses Dilemma wird meist dadurch verstärkt, dass sie aufgrund übertriebener und unbegründeter Schuldgefühle die natürliche Sorge für das eigene Wohlergehen für verwerflichen und unerlaubten Egoismus halten. So fühlen sie sich dauernd zwanghaft von tatsächlich oder vermutlich leidenden Menschen (oder anderen Kreaturen) angezogen und „belästigen“ andere oft ungebeten durch ihre Hilfe oder opfern sich selbst ungefragt für sie auf.

Ein solches Verhalten ist zwar menschlich wertvoll, zugleich aber auch problematisch, weil ihm das richtige Maß fehlt. Wer sich zu viele Sorgen um andere macht, kann sich nicht mehr um das eigene Wohlergehen kümmern, das genauso wichtig ist, und wird dadurch schließlich unfähig, wirkliche Hilfe zu leisten. Und wer sich ungebeten oder übertrieben helfend oder sorgend in das Leben anderer drängt, tut ihnen letztlich nichts Gutes, weil dadurch ihre Eigeninitiative und Kreativität behindert werden.

Ein Sprichwort sagt: „Hilf dir selbst, dann hilft dir Gott“. Jeder Mensch kennt dieses beglückende Gefühl, wenn er sein Problem ohne fremde Hilfe und aus eigener Kraft gelöst hat. Es ist ein Ausdruck von Weisheit und persönlicher Integrität, mitzufühlen, ohne mitzuleiden, und zu helfen, ohne hilflos zu machen.

FLORIPLEX Nr. 6

„Urvertrauen"

Blütenessenzmischung nach Dr. Blome
zur individuellen Förderung positiver Eigenschaften,
seelischer Ausgeglichenheit und allgemeinen Wohlbefindens.

Leider darf ich hier trotz meinen langjährigen, guten Erfahrungen mit Floriplexen keine Wirkungen angeben oder versprechen, die nicht „wissenschaftlich" bewiesen sind.

Sie können jedoch, wenn Sie wollen, eigenverantwortlich ausprobieren, ob diese Blütenessenzmischung Ihnen dabei helfen kann, die Angst vor der Zukunft zu verlieren und mehr Hoffnung und Vertrauen in Ihr Schicksal zu entwickeln.

Vielleicht gehören Sie zu jenen Menschen, die

- allgemein Angst vor dem Leben und der Zukunft haben,
- eine hoffnungsvollere Lebenseinstellung brauchen,
- sich nach einem Schicksalsschlag verlassen und verloren fühlen,
- kein echtes und tragendes, religiöses Gefühl besitzen,

Am besten befragen Sie hierzu auch Ihre Angehörigen und Freunde.

Zusammensetzung: Englische Blütenessenzen (Aspen, Gorse, Hornbeam, Mimulus, Red Chestnut, Rock Rose, Sweet Chestnut, Walnut von Healing Herbs) in Originalstärke sowie in den Potenzen D6, D12, C3 – *zusätzlich durch spezielle positive Schwingungen aktiviert.* Alkoholgehalt: 30%.

Anmerkungen zum Thema:

Wir Menschen sind (wahrscheinlich) vor allen anderen Geschöpfen privilegiert, denn wir besitzen die Gabe, in die Zukunft denken zu können. Dieses Privileg hat Vor- und Nachteile. Einerseits besitzen wir dadurch eine ins Unendliche reichende geistige Perspektive, die uns über das momentan Seiende hinaus auch künftig Werdendes erkennen lässt, andererseits aber verlieren wir angesichts der unbegrenzten Möglichkeiten der vor uns liegenden Zukunft, die positiv oder negativ sein können, unsere beruhigende, auf der überschaubaren Gegenwart gegründete Sicherheit. Wir sehen uns in eine Welt ausgesetzt, die wir nicht wirklich verstehen und beherrschen können, und das macht uns Angst.

Daher werden wir unter bestimmten Umständen von einer unklaren, nicht real begründeten Angst vor irgendwelchem Unheil gequält. Wir fürchten, dass uns etwas Schlimmes begegnen könnte, zum Beispiel eine schwere Krankheit, ein Unfall oder ein Verlust, oder wir fühlen uns ausweglos verlassen und verloren. Dies passiert, wenn unser Vertrauen in das Schicksal und unsere Hoffnungsfähigkeit zu schwinden beginnen. Würden wir sie ganz verlieren, wäre das unser Ende. Tatsächlich aber erinnert das Sprichwort „Die Hoffnung stirbt zuletzt" daran, dass es etwas gibt, das uns wie ein Licht Mut und Zuversicht für unseren Weg in die undurchdringliche Dunkelheit der Zukunft gibt. Würden wir nicht ständig hoffen oder darauf vertrauen, dass letztlich doch alles gut ausgeht und wir Glück oder Erfolg haben werden, könnten wir nicht überleben. Der Kranke hofft auf die baldige Genesung, der Gefangene auf die Befreiung, der Bedrohte auf die Rettung und der Spieler auf den großen Gewinn.

Die Hoffnung ist wie das Netz des Seiltänzers, das ihm die Gewissheit gibt, bei einem Fehltritt nicht in die Tiefe zu stürzen. Sie hat unterschiedliche Erscheinungsformen. Einerseits bezieht sie sich oft auf unwichtige und oberflächliche Wünsche, wie: „Hoffentlich wird das Wetter gut". Andererseits aber hilft sie uns, die großen Schicksalskrisen, in denen es um „Sein oder Nicht-Sein" geht, zu überstehen. Dann verwandelt sie sich in jenes tiefe Urvertrauen, das uns trotz allen Gefahren und scheinbarer Ausweglosigkeit eine gewisse Sicherheit gibt und uns vor dem ultimativen Absturz bewahrt.

Denn die Hoffnung wie auch das Urvertrauen sind Ausdruck unseres tiefen Wissens, dass es in dieser Welt trotz allem Negativen das Gute, Schöne und Erfreuliche gibt und dass auch wir daran in irgendeiner Form teilhaben dürfen. Die Erwartung, dass sich alles so entwickeln werde, wie wir es uns wünschen, mobilisiert unsere Lebenskräfte, weckt unsere Kreativität und erfüllt uns mit Lebensfreude.

Dieses Urvertrauen, das von den Religionen auch als Glaube bezeichnet wird, zu pflegen, ist daher existenziell wichtig. Im neuen Testament heißt es: *„Glaube aber ist: Feststehen in dem, was man erhofft, überzeugt sein von Dingen, die man nicht sieht"*. Der eine Mensch gibt sich ihm unbewusst und instinktiv hin und verbringt sein Leben in unreflektiertem Optimismus, ein anderer muss sich dagegen immer wieder bewusst mit der Lebenswirklichkeit auseinandersetzen, um zur Gewissheit zu finden, dass letztlich alles, was in dieser Welt und mit uns geschieht, richtig und „gut" ist. Denn tatsächlich manifestiert sich ja in ihm jene höhere oder „göttlichen" Intelligenz, die uns und diese Welt geschaffen hat und ständig neu erschafft.

FLORIPLEX Nr. 7

„Kontaktfähigkeit"

Blütenessenzmischung nach Dr. Blome
zur individuellen Förderung positiver Eigenschaften,
seelischer Ausgeglichenheit und allgemeinen Wohlbefindens.

Leider darf ich hier trotz meinen langjährigen, guten Erfahrungen mit Floriplexen keine Wirkungen angeben oder versprechen, die nicht „wissenschaftlich" bewiesen sind.

Sie können jedoch, wenn Sie wollen, eigenverantwortlich ausprobieren, ob diese Blütenessenzmischung Ihnen dabei helfen kann, kontaktfreudiger und geselliger zu werden.

Vielleicht gehören Sie zu jenen Menschen, die

- etwas menschenscheu und zurückhaltend sind,
- den Wunsch haben, offener und spontaner auf andere Menschen zugehen zu können,
- gerne mehr Freunde und Kontakte hätten,
- nicht mehr so oft durch ihr ablehnendes oder schüchternes Verhalten in Isolation oder quälende Einsamkeit geraten wollen.

Am besten befragen Sie hierzu auch Ihre Angehörigen und Freunde.

Zusammensetzung: Englische Blütenessenzen (Agrimony, Aspen, Larch, Mimulus, Pine, Rock Water, Star of Bethlehem, Water Violet von Healing Herbs) in Originalstärke sowie in den Potenzen D6, D12, C3 – *zusätzlich durch spezielle positive Schwingungen aktiviert.* Alkoholgehalt: 30%.

Anmerkungen zum Thema:

Kommunikation ist eine der Grundlagen des Lebens – es gibt sie in der belebten Natur genauso wie im Bereich der Atome. Auch wir Menschen kommunizieren ständig: verbal und nonverbal, visuell, akustisch, taktil, gedanklich und spirituell, bewusst und unbewusst auf allen Ebenen mit unserem Geist und dem Körper, den Organen und den einzelnen Zellen. Wir sind auf eine geheimnisvolle Weise mit allen Wesen und Dingen verbunden und tauschen ununterbrochen Gedanken, Energien, Wissen und Informationen mit ihnen aus.

Dies geschieht je nach Menschentyp in unterschiedlicher Intensität und Ausprägung. Dabei kann man zwei Typen unterscheiden: den extravertierten und den introvertierten. Der eine ist gesellig, gesprächig, kontaktfreudig; er liebt den ständigen Austausch von Gedanken und Informationen und fühlt sich allein oder verlassen, wenn er keine Gesellschaft hat. Dem anderen sind dagegen andere Menschen meist eher lästig. Er empfindet sie als störend oder aufdringlich, weil er das Gefühl hat, dass sie von ihm etwas erwarten und ihn in irgendeiner Weise beeinflussen oder bedrängen wollen. Da er als introvertierter Mensch seine Aufmerksamkeit mehr nach innen richtet, empfindet er oberflächliche Kontakte (wie z.B. beim „small talk") als unbefriedigend und unpassend. Zudem kann er, weil er immer alles gründlich in seinem Inneren verarbeiten muss, nur eine begrenzte Menge äußerer Eindrücke aufnehmen bzw. Kontakte pflegen. Daher sucht er, zum Beispiel als introvertierter Künstler oder Philosoph, die Distanz zu anderen Menschen, um ungestört seine Gedanken und Ideen entwickeln zu können. Er hat eine Ähnlichkeit mit dem griechischen Mathematiker Archimedes, von dem der Ausspruch: „Störe meine Kreise nicht!" stammt.

Grundsätzlich müssen wir jeden Menschen in seiner Eigenart respektieren. Man darf nie den Fehler machen, von sich auf andere zu schließen und, wenn man z.B. einen extravertierten Charakter besitzt, meinen, bei den stillen, zurückhaltenden und nachdenklichen Menschen stimme etwas nicht. Dennoch kann sich diese Veranlagung unter dem Einfluss schlechter Erfahrungen oder schwerer psychischer Belastungen krankhaft steigern und den betreffenden Menschen zum ängstlichen oder misanthropischen Außenseiter machen, der nicht mehr offen und spontan auf andere Menschen zugehen kann. Falls er dies nicht erkennt, kann ihn sein ablehnendes oder extrem schüchternes Verhalten in Isolation und quälende Einsamkeit treiben, z.B. in der Partnerschaft, am Arbeitsplatz oder bei gesellschaftlichen Veranstaltungen. So zeigt sich wieder einmal: das richtige Maß liegt stets in der Mitte – genauer gesagt: in unserer eigenen Mitte.

Daher ist es für Menschen mit introvertiertem Charakter richtig, sich einerseits so weit zurückzuziehen, wie ihre Seele es braucht, und sich andererseits so weit für andere Menschen zu öffnen, wie es für das Leben in der realen Welt erforderlich ist. In welchem Umfang dies geschehen sollte, kann man nicht pauschal sagen. Wenn man dabei aber krank oder unglücklich wird, vereinsamt oder autistisch wird, ist das ein sicheres Zeichen dafür, dass eine Korrektur erforderlich ist.

Auch Archimedes wäre es besser bekommen, wenn er sich etwas kontaktfreudiger gegeben hätte. Denn sein berühmter Spruch hatte die Folge, dass er von jenem feindlichen Soldaten, den er damit abwies, erschlagen wurde.

FLORIPLEX Nr. 8

„Denken"

Blütenessenzmischung nach Dr. Blome
zur individuellen Förderung positiver Eigenschaften,
seelischer Ausgeglichenheit und allgemeinen Wohlbefindens.

Leider darf ich hier trotz meinen langjährigen, guten Erfahrungen mit Floriplexen keine Wirkungen angeben oder versprechen, die nicht „wissenschaftlich" bewiesen sind.

Sie können jedoch, wenn Sie wollen, eigenverantwortlich ausprobieren, ob diese Blütenessenzmischung Ihnen dabei helfen kann, Ihre Konzentrations- und Lernfähigkeit oder Ihr Gedächtnis zu verbessern.

Vielleicht gehören Sie zu jenen Menschen, die

- besser und konzentrierter denken wollen,
- zu unaufmerksam, vergesslich oder zerstreut sind,
- Lernprobleme in der Schule oder beim Studium haben,
- im Alter den Verlust ihrer geistigen Kräfte fürchten.

Am besten befragen Sie hierzu auch Ihre Angehörigen und Freunde.

Zusammensetzung: Englische Blütenessenzen (Chestnut Bud, Clematis, Impatiens, Larch, Scleranthus, White Chestnut, Wild Oat, Wild Rose von Healing Herbs) in Originalstärke sowie in den Potenzen D6, D12, C3 – *zusätzlich durch spezielle positive Schwingungen aktiviert.* Alkoholgehalt: 30%.

Anmerkungen zum Thema:

Einer der berühmtesten Sätze in der Philosophie lautet: „cogito, ergo sum": „ich denke, also bin ich". Descartes, von dem er stammt, wollte damit zwar nicht speziell etwas über das Denken sagen, sondern einen Existenzbeweis erbringen. Dennoch weist er uns damit auch auf die existenzielle Bedeutung des Denkens hin. Wir wissen: je klarer wir denken können, desto präsenter sind wir in unserer Welt und desto bewusster können wir uns nicht nur an ihr erfreuen, sondern sie auch in unserem Sinne gestalten.

Die Fähigkeit, bewusst zu sein und bewusst zu werden, ist (wahrscheinlich) der entscheidende Unterschied zwischen uns Menschen und der übrigen Welt, und von ihr hängt auch der subjektive Wert unseres Lebens ab. Uns unserer selbst oder zum Beispiel dessen, was wir Glück nennen, bewusst zu werden, ist die Folge eines Denkprozesses, sodass man auch im Umkehrschluss sagen kann, wenn wir nicht oder nicht mehr klar denken können, sind wir auch nicht in der Lage, Glück (oder natürlich auch Unglück) zu erkennen. Mit anderen Worten: dann haben wir nichts von unserem Leben. Auch der Satz: „Was ich nicht weiß, macht mich nicht heiß" erinnert uns hieran. Wenn unser Denken ausgeschaltet ist, existieren wir subjektiv nicht. Das weiß jeder, der einmal eine Narkose bekommen hat. Zwar sind wir auch dann vorhanden, wenn wir bewusstlos sind, allerdings nicht in jener Welt, in der wir uns jetzt und heute als existent erkennen können.

Normalerweise denken wir nicht weiter über die Tatsache nach, dass wir klar und bewusst denken können. Wir nehmen diese Fähigkeit als selbstverständlich hin, und werden uns ihrer nur dann bewusst, wenn wir philosophieren (d.h. etwas über uns selbst und unsere Welt zu erkennen versuchen) oder wenn wir feststellen, dass unser Denkvermögen nachlässt. Möglicherweise beginnt es damit, dass wir manchmal nicht so klar, scharf und konzentriert denken können, wie wir möchten, oder/und dass wir oft unaufmerksam, vergesslich oder zerstreut sind. Möglicherweise lässt sogar das Interesse für die alltägliche Realität auffallend nach (was vor allem unseren Mitmenschen auffällt). Oder wir werden „nur" etwas schusselig und beginnen, dem bekannten „zerstreuten Professor" zu ähneln.

Solche Probleme treten vor allem im fortgeschrittenen Alter auf, wenn - abgesehen von einem gewissen natürlichen Abbau - die zunehmende Verschlackung aufgrund von Leber- und Nierenschwäche, chronischen Krankheitsbelastungen, Säuren, Umweltgiften und zu hohem Stress bestimmte Funktionen des Zell- und Nervensystems blockieren. Sie werden aber auch bei Kindern beobachtet, die psychisch (Familie, Schule) oder geistig (Unterhaltungsindustrie!) überfordert sind oder irgendwelchen Giften oder Schädigungen ausgesetzt sind (Nahrung, Umwelt, chemische Substanzen, Schwermetalle, Medikamente, E-Smog,).

Wichtig ist es, schon die ersten Anzeichen für das Nachlassen der Geisteskraft ernst zu nehmen und diese negative Entwicklung zu stoppen. Dazu müssen viele krank machende Gewohnheiten und belastende Lebensumstände (s.o.) beendet bzw. geändert werden. Wichtig sind der Abbau von Stress, die Reduktion sinnloser Tätigkeiten, gesunde und vitaminreiche Ernährung, Ruhe und möglichst eine naturheilkundliche Behandlung. Dass diese Therapie erfolgreich sein kann, ist vielfach bewiesen. Sie erfordert allerdings große Konsequenz und ein Bewusstsein für die Gefährlichkeit dieser unerfreulichen Entwicklung, die bekanntlich in der Demenz enden kann.

FLORIPLEX Nr. 9

„Kraft"

Blütenessenzmischung nach Dr. Blome
zur individuellen Förderung positiver Eigenschaften,
seelischer Ausgeglichenheit und allgemeinen Wohlbefindens.

Leider darf ich hier trotz meinen langjährigen, guten Erfahrungen mit Floriplexen keine Wirkungen angeben oder versprechen, die nicht „wissenschaftlich" bewiesen sind.

Sie können jedoch, wenn Sie wollen, eigenverantwortlich ausprobieren, ob diese Blütenessenzmischung Ihnen dabei helfen kann, leistungsfähiger und unternehmungslustiger zu werden.

Vielleicht gehören Sie zu jenen Menschen, die

- sich oft abgespannt oder überfordert fühlen,
- sich nicht aufraffen können, bestimmte Dinge oder Arbeiten, vor denen sie sich immer gedrückt haben, zu erledigen,
- ihr Leben als mühsam oder zu schwer empfinden.

Am besten befragen Sie hierzu auch Ihre Angehörigen und Freunde.

Zusammensetzung: Englische Blütenessenzen (Elm, Gentian, Hornbeam, Larch, Mustard, Olive, Star of Bethlehem, Wild Rose von Healing Herbs) in Originalstärke sowie in den Potenzen D6, D12, C3 – *zusätzlich durch spezielle positive Schwingungen aktiviert.* Alkoholgehalt: 30%.

Anmerkungen zum Thema:

Unser Leben wird von vielen Rhythmen bestimmt. Einer davon ist der Tag-Nacht-Rhythmus, bei dem sich Aktivität und Anspannung mit Ruhe und Entspannung abwechseln. Dieser Rhythmus, in dem zunächst Energie verbraucht und diese anschließend wieder regeneriert wird, ist die Grundlage unserer Gesundheit. Wer kennt nicht die wohlige Müdigkeit, die sich nach getaner Arbeit einstellt und die in einen erholsamen Schlaf einmündet, aus dem wir mit frischer Energie erwachen?

Wird dieses Gleichgewicht dadurch gestört, dass die Aktivitäten auf Kosten der Ruhe zunehmen, entsteht ein Defizit an Erholung, und die normale Müdigkeit verwandelt sich, weil sie nicht mehr ausreichend abgebaut wird, in eine chronische Erschöpfung. Diese nimmt dadurch weiter zu, dass durch den Erholungsmangel auch ein Energiemangel entsteht, der es uns immer schwerer macht, unsere gewohnten Leistungen zu erbringen. Im Extremfall wird daraus das sogenannte *Burn-out-Syndrom,* das ein besonderes Kennzeichen unserer modernen, hektischen und sinnlosen Lebensweise darstellt.

Viele Menschen fühlen sich oft abgespannt oder total überfordert. Ihnen ist ihr Leben einfach zu schwer und sie können sich nicht aufraffen, wichtige Dinge zu erledigen. Sie haben oft das Gefühl, vor einem zu hohen Berg zu stehen und sind durch bestimmte Arbeiten oder Aufgaben schon gestresst, bevor sie überhaupt damit angefangen haben (z.B. Prüfungen). Meistens genügt es dann, den fehlenden Schlaf nachzuholen. Denn: wenn wir z.B. täglich 1 Stunde zu wenig schlafen, fehlen uns am Ende des Monats immerhin mindestens 30 Stunden Schlaf, d.h. Erholung und Energieaufbau. In diesem Zusammenhang lohnt es sich, einmal einen Hund oder eine Katze zu beobachten: immer wenn sie „nichts zu tun haben", schlafen sie.

Abgesehen von der chronischen Überforderung durch den Alltag können solche Zustände auch die Folge von krankhaften Störungen sein, die abgeklärt und behandelt werden sollten. In solchen Fällen ist die Naturheilkunde mit Homöopathie oder Blütenessenzen oft sehr erfolgreich.

Nicht selten besteht auch ein Mangel an Vitaminen, Spurenelementen und Mineralstoffen. Diese natürlichen Substanzen können dem Organismus seine Kraft zurückgeben und obendrein schwere Krankheiten zum Verschwinden bringen. Dagegen ist der Versuch, mit Koffein oder aufputschenden Drogen die „Lebensgeister zu wecken", auf Dauer ausgesprochen kontraproduktiv, weil sie nicht nur den Körper direkt schädigen können, sondern uns auch daran hindern, auszuruhen und die Reserven wieder aufzufüllen.

Wenn man chronisch erschöpft ist und keine Lebensfreude mehr hat, kann das auch ein Zeichen für einen belastenden psychischen Konflikt sein oder darauf hinweisen, dass man auf einen falschen Lebensweg geraten ist (z.B. in einen Beruf, den man nicht mag, oder eine Partnerschaft, die nicht gut tut). Solche Belastungen werden, obwohl sie ausgesprochen schwerwiegend sind, meist ignoriert. Aber es ist nun einmal so: alles, was wir tun, muss aus einem inneren Bedürfnis entspringen, uns Freude machen und unserem Leben einen Sinn geben. Andernfalls wehrt sich unser innerer Mensch dagegen und blockiert unsere Kraft und Initiative, um uns zum Umdenken und einer Lebensänderung zu zwingen. Es lohnt sich, darauf zu achten.

FLORIPLEX Nr. 10

„Neubeginn“

Blütenessenzmischung nach Dr. Blome
zur individuellen Förderung positiver Eigenschaften,
seelischer Ausgeglichenheit und allgemeinen Wohlbefindens.

Leider darf ich hier trotz meinen langjährigen, guten Erfahrungen mit Floriplexen keine Wirkungen angeben oder versprechen, die nicht „wissenschaftlich“ bewiesen sind.

Sie können jedoch, wenn Sie wollen, eigenverantwortlich ausprobieren, ob diese Blütenessenzmischung Ihnen dabei helfen kann, die Trauer nach einem Verlust oder einer Trennung besser zu überwinden (oder sich auf einen Trauerfall vorzubereiten) oder ob sie das Heimweh, das Kinder nach einer Trennung der Eltern oder einem Ortswechsel empfinden, lindern kann.

Vielleicht gehören Sie zu jenen Menschen, die

- ausgesprochen sentimental sind,
- Heimweh haben oder dazu neigen,
- oft oder seit einiger Zeit wegen eines Verlustes sehr traurig sind,
- immer unter Verlusten, Trennungen oder Abschieden leiden,
- den Wunsch nach einem Neubeginn haben.

Am besten befragen Sie hierzu auch Ihre Angehörigen und Freunde.

Zusammensetzung: Englische Blütenessenzen (Chicory, Gorse, Heather, Honeysuckle, Mustard , Star of Bethlehem, Sweet Chestnut, Walnut, White Chestnut, Willow von Healing Herbs) in Originalstärke sowie in den Potenzen D6, D12, C3 – *zusätzlich durch spezielle positive Schwingungen aktiviert.* Alkoholgehalt: 30%.

Anmerkungen zum Thema:

„Glücklich ist, wer vergisst, was doch nicht zu ändern ist“ dies ist die Devise der Lebenskünstler. Zwar sind hiermit vor allem die unangenehmen Umstände und Erlebnisse gemeint, doch genau genommen gilt diese Parole auch für die sentimentalen Erinnerungen an erfreuliche Erlebnisse in der Vergangenheit. Daher fällt es nicht nur den Trauernden, sondern auch den Träumern oft schwer, im realen Leben Fuß zu fassen und „glücklich“ zu sein. Besonders jene zur Sentimentalität neigenden Menschen, die etwas festzuhalten versuchen, was vergangen und verloren ist, pflegen schwer unter Trauer und Heimweh zu leiden. Ihr Problem besteht darin, dass sie die Wirklichkeit nicht akzeptieren wollen, obwohl sie eigentlich genau wissen, dass ihnen nichts anderes übrigbleibt.

Unser Leben wird ja von jener unbegreiflichen Instanz, die wir Gott, Schicksal oder Bestimmung nennen, gestaltet. Sie gibt und nimmt in unaufhörlicher Folge und nach geheimnisvollen Kriterien, sie schickt uns „Freude“ oder „Leid“, „Unglück“ oder „Glück“, und sie bestimmt letztlich auch die Dauer unseres irdischen Lebens. Da wir ihre Geschöpfe sind, ist jeder Versuch, ihr Widerstand zu leisten, von vornherein zum Scheitern verurteilt. Wenn wir es trotzdem versuchen, müssen wir leiden. Denn Leiden entsteht immer dadurch, dass wir uns gegen die Lebensrealität (Schicksal) sträuben. Trauer und Heimweh sind typische Beispiele hierfür: wir leiden, weil wir nicht akzeptieren wollen oder können, dass wir einen lieben Menschen oder etwas, das uns viel bedeutete, verloren haben oder dass sich unser Leben nicht entsprechend unseren Wünschen entwickelt hat.

Dass wir damit einen Fehler machen, merken wir immer sogleich am damit verbundenen seelischen Schmerz. Genauso wissen wir, dass das Leiden verschwindet, sobald wir die Tatsachen, die sich ja niemals ungeschehen machen lassen, z.B. den Verlust, die Verletzung, die Niederlage, den Misserfolg, akzeptieren und ihnen einen (möglichen) Sinn zugestehen. Unser Leiden soll uns bewusster machen und uns zu einer Korrektur unserer Verweigerungshaltung zwingen. Wenn ich meine Hand an einen heißen Ofen halte, leide ich so lange, bis ich mich entschließe, sie wegzuziehen. Wenn ich einen Verlust nicht akzeptieren will, leide ich so lange, bis ich meine verneinende Haltung aufgegeben habe und bereit bin, mich an dem zu erfreuen, was ich stattdessen (bekommen) habe.

Das ist, wie wir alle wissen, leichter gesagt als getan. Denn schmerzhafte Erlebnisse und Verluste hinterlassen oft tiefe Wunden. Besonders stark pflegt es jene Menschen zu treffen, die sehr starke und tiefe Gefühlsbeziehungen einzugehen pflegen. Wenn sie zum Beispiel einen geliebten Menschen verlieren, ist es, wie wenn eine tief wurzelnde Pflanze gewaltsam aus dem Boden gerissen wird. Die Heilung solcher Wunden erfordert viel Zeit und Ruhe und Ehrlichkeit. Vor allem aber dürfen sie nicht dadurch immer wieder aufgerissen werden, dass man wehmutsvoll, verbittert oder hoffnungslos an das Trauma denkt.

In der Bibel heißt es: *„Herr, lehre uns zu bedenken, dass wir sterben müssen, auf dass wir klug werden“.* Jeder Verlust ist ein kleiner Tod und kann uns klüger fürs Leben machen.

FLORIPLEX Nr. 11

„Selbstvertrauen“

Blütenessenzmischung nach Dr. Blome
zur individuellen Förderung positiver Eigenschaften,
seelischer Ausgeglichenheit und allgemeinen Wohlbefindens.

Leider darf ich hier trotz meinen langjährigen, guten Erfahrungen mit Floriplexen keine Wirkungen angeben oder versprechen, die nicht „wissenschaftlich“ bewiesen sind.

Sie können jedoch, wenn Sie wollen, eigenverantwortlich ausprobieren, ob diese Blütenessenzmischung Ihnen dabei helfen kann, mehr Selbstvertrauen und Selbstbewusstsein zu entwickeln und dadurch mutiger und erfolgreicher zu werden.

Vielleicht gehören Sie zu jenen Menschen, die

- unter Minderwertigkeitsgefühlen leiden,
- sich zu wenig zutrauen und sich oft als Versager fühlen,
- sich nicht mehr unterdrücken und ausnützen lassen wollen,
- gerne selbstsicherer auftreten möchten,
- sich anderen Menschen gegenüber gleichwertig fühlen wollen,

Am besten befragen Sie hierzu auch Ihre Angehörigen und Freunde.

Zusammensetzung: Englische Blütenessenzen (Centaury, Cerato, Gentian, Heather, Hornbeam, Larch, Mimulus, Pine, Star of Bethlehem, Walnut von Healing Herbs) in Originalstärke sowie in den Potenzen D6, D12, C3 – *zusätzlich durch spezielle positive Schwingungen aktiviert.* Alkoholgehalt: 30%.

Anmerkungen zum Thema:

Die Frage nach dem eigenen Wert beschäftigt jeden Menschen, denn von ihm hängt letztlich unser Überleben und Wohlergehen in dieser Welt ab, in der sich alles - Pflanzen, Tiere und Menschen - in einer permanenten Konkurrenz um Nahrung, günstige Lebensbedingungen, Vorteile und Macht zueinander befindet. Während es dabei in der unbewussten Natur vor allem um physische Kraft geht, spielt bei uns Menschen das Bewusstsein unseres Wertes, unserer Fähigkeiten und unserer Stärke die entscheidende Rolle.

Denn wir handeln immer entsprechend unserer Selbsteinschätzung: wir übernehmen Aufgaben, planen Projekte oder lassen uns auf Konkurrenzkämpfe ein, wenn wir überzeugt sind, fähig und stark genug dafür zu sein. Andernfalls verzichten wir, ziehen uns zurück oder unterwerfen uns. Es ist ein sehr einfaches Prinzip: wenn wir auf Erfolg eingestellt sind, haben wir meistens auch Erfolg. Wenn wir aber etwas unternehmen, ohne das Gefühl zu haben, dass wir es können, wird es wahrscheinlich misslingen.

Genauso werden wir, wenn wir meinen, jemand sei uns überlegen, normalerweise nicht gegen ihn antreten, sondern uns ihm unterordnen. Das ist in Ordnung, solange uns klar ist, worin seine Überlegenheit besteht, und wir nicht vergessen, dass wir ihm/ihr dafür in anderer Hinsicht überlegen sind. Denn jeder Mensch besitzt seinen speziellen Wert. Das Bewusstsein dafür, dass jeder Unfähigkeit immer auch eine Fähigkeit gegenübersteht und dass wir, wenn wir versagen, zugleich auf einem anderen Gebiet erfolgreich sein können, muss schon in der Kindheit entwickelt werden, damit sich aus Misserfolgen und Ablehnungen keine Minderwertigkeitskomplexe entwickeln. So darf ein Kind, das z.B. schwach in Mathematik ist, sich deswegen nicht minderwertig fühlen, sondern soll stattdessen stolz auf seine evtl. guten sportlichen Leistungen sein.

Wir erleben immer wieder einmal Situationen, in denen wir abgelehnt, ausgelacht oder besiegt werden oder in denen wir Fehler machen, versagen und uns blamieren. Das ist nicht weiter tragisch, wenn wir es mit Humor nehmen können oder bereit sind, etwas daraus zu lernen. Wir brauchen uns nur wieder einmal klarzumachen, dass jeder Mangel durch irgendeine wertvolle Eigenschaft ausgeglichen wird - z.B. ein schwacher Körper durch einen starke Intelligenz, eine krumme Nase durch schöne Augen, Angst vor Menschen durch Liebenswürdigkeit usw.

In der Bibel heißt es: *Du sollst dein Licht nicht unter den Scheffel stellen*. Das bedeutet: mach dich nicht selber schlecht, sondern zeige, was du zu bieten hast! Hüte dich vor falscher Bescheidenheit und unnötigem Verzicht. Versuche nicht, anders zu sein als du bist. Pflege und zeige dein Licht, denn dazu hast du es bekommen. Lächle über deine Unfähigkeiten und Fehler und freue dich über deine positiven Eigenschaften und Begabungen – zum Beispiel deine Intelligenz, deine Schönheit, deinen Reichtum, deine Begabung, deinen Charme, deine Sensibilität oder deine Kraft.

Akzeptiere dich selbst mit all deinen Stärken und Schwächen, gehe dorthin, wo dein Wert etwas gilt, und tu nur das, was du wirklich kannst. Dann ist dir der Erfolg sicher. Im Grunde gibt es keine Versager, sondern nur Menschen, die etwas zu tun versuchen, was ihnen nicht liegt.

FLORIPLEX Nr. 12

„Lebensfreude"

Blütenessenzmischung nach Dr. Blome
zur individuellen Förderung positiver Eigenschaften,
seelischer Ausgeglichenheit und allgemeinen Wohlbefindens.

Leider darf ich hier trotz meinen langjährigen, guten Erfahrungen mit Floriplexen keine Wirkungen angeben oder versprechen, die nicht „wissenschaftlich" bewiesen sind.

Sie können jedoch, wenn Sie wollen, eigenverantwortlich ausprobieren, ob diese Blütenessenzmischung Ihnen dabei helfen kann, optimistischer zu werden und mehr Freude zu empfinden.

Vielleicht gehören Sie zu jenen Menschen, die

- den Wunsch haben, sich wieder einmal oder insgesamt öfter freuen zu können,
- von Zeit zu Zeit deprimiert oder melancholisch werden,
- alles zu kritisch und pessimistisch sehen.

Am besten befragen Sie hierzu auch Ihre Angehörigen und Freunde.

Zusammensetzung: Englische Blütenessenzen (Aspen, Gentian, Gorse, Holly, Hornbeam, Mustard, Rock Water, Wild Oat, Willow von Healing Herbs) in Originalstärke sowie in den Potenzen D6, D12, C3 – *zusätzlich durch spezielle positive Schwingungen aktiviert.* Alkoholgehalt: 30%.

Anmerkungen zum Thema:

Alles, was mit uns geschieht, soll uns ein bisschen weiser und menschlich wertvoller machen. Wie weit wir dabei kommen, hängt bis zu einem gewissen Grad von uns selbst ab: von unserer Bereitschaft, uns mit dem, was das Leben uns schickt, ehrlich und konstruktiv auseinanderzusetzen. Das ist besonders wichtig in jenen Situationen, in denen wir unglücklich oder deprimiert sind.

Die meisten deprimierten Stimmungen sind ja Reaktionen auf unerfreuliche Lebensumstände wie Misserfolge, Verluste, Krankheiten, unlösbare Probleme, schreckliche Erlebnisse. Sie sind zwar menschlich verständlich, weisen aber meist zugleich auf eine verfehlte und unrealistische Lebenseinstellung hin, die uns unsere Psyche durch das Leiden bewusst machen will. (Oft bestehen dabei aber auch gesundheitliche Probleme, z. B. bei der Melancholie durch ein Leberproblem). Von Natur aus sind wir auf Freude programmiert. Sie ist gleichbedeutend mit Leben. Menschen, die sich freuen können, leben besser und länger. Normalerweise wehren wir uns daher gegen unerfreuliche Umstände und versuchen (notfalls aggressiv), das zu bekommen, was uns Freude macht, oder abzuwehren, was uns leiden lässt. Dementsprechend kann man auch sagen, dass eine „Depression" (= Niederdrückung von Lebensfreude) immer dann auftritt, wenn wir aufgrund körperlicher Schwäche, Angst oder lebensfremder Moral unfähig sind, in unserem Leben erfreuliche Zustände zu schaffen und die unerfreulichen Verhältnisse zu ändern.

Wenn wir bedrückt oder niedergeschlagen sind, geht es daher nicht darum, einfach kampfhaft auf gute Laune umzuschalten, denn das würde nur zu einer Verdrängung des Problems führen. Wir müssen im Gegenteil erst einmal bewusst versuchen, zu verstehen, was uns deprimiert. Oft ändert sich dann unsere Stimmung, weil wir erkennen, dass alles gar nicht so schlimm ist, oder wir haben zumindest die Möglichkeit zu einer Änderung.

Man könnte diese Problematik aber auch so sehen: wir bekommen die deprimierenden Situationen vom Schicksal „geschickt", damit wir nicht nur über uns nachdenken und ihre Ursache erkennen, sondern vor allem, damit wir das Glück und die Freude bewusster suchen und höher schätzen. Denn erstaunlicherweise empfinden wir meistens alles, was in unserem Leben erfreulich ist, als selbstverständlich. Wir genießen es, ohne weiter darüber nachzudenken, welch großes Glück wir haben angesichts all des Unglücks, das uns umgibt und das auch uns irgendwann treffen könnte. Würden wir uns dies immer klar machen, bekäme unsere Freude eine wesentlich tiefere und weiter tragende Bedeutung. Vielleicht würde dies sogar dazu führen, dass wir aus Dankbarkeit versuchen würden, auch anderen Menschen, denen es nicht so gut geht, eine Freude zu machen. Denn die Freude, die wir anderen machen, ist das effektivste Mittel, um selbst froh zu werden. Daher sagt ein indisches Sprichwort: *Das Lächeln, das du aussendest, kehrt zu dir zurück*.

So heißt es nicht nur: „Wirf ab, was dich krank macht!", sondern auch: „Tu das, was dir Freude macht!". Oft sind es schon kleine Freuden, die einen Spalt in den Panzer der inneren Erstarrung brechen und unsere Seele für das Licht öffnen.

Beklage dich nicht über das, was dir fehlt, sondern sei dankbar für das, was du hast. Konfuzius sagt: *Es ist besser, ein einziges kleines Licht anzuzünden, als die Dunkelheit zu verfluchen*.

FLORIPLEX Nr. 13

„Innere Ruhe"

Blütenessenzmischung nach Dr. Blome
zur individuellen Förderung positiver Eigenschaften,
seelischer Ausgeglichenheit und allgemeinen Wohlbefindens.

Leider darf ich hier trotz meinen langjährigen, guten Erfahrungen mit Floriplexen keine Wirkungen angeben oder versprechen, die nicht „wissenschaftlich" bewiesen sind.

Sie können jedoch, wenn Sie wollen, eigenverantwortlich ausprobieren, ob diese Blütenessenzmischung Ihnen dabei helfen kann, ruhiger, geduldiger oder ausgeglichener zu werden.

Vielleicht gehören Sie zu jenen Menschen, die

- immer irgendwie unruhig und nervös oder überaktiv (Typ „Zappelphilipp") sind,
- ungeduldig oder innerlich getrieben und gehetzt sind und die nie richtig abschalten können,
- oft zu emotional oder begeistert sind,
- zu unkontrollierten Gefühlsausbrüchen neigen oder schnell durchdrehen und „ausflippen".

Am besten befragen Sie hierzu auch Ihre Angehörigen und Freunde.

Zusammensetzung: Englische Blütenessenzen (*Cherry Plum, Holly, Impatiens, Mimulus, Rock Rose, Scleranthus, Vervain, White Chestnut* von Healing Herbs) in Originalstärke sowie in den Potenzen D6, D12, C3 – *zusätzlich durch spezielle positive Schwingungen aktiviert.* Alkoholgehalt: 30%.

Anmerkungen zum Thema:

„Eile mit Weile", sagt ein bekanntes Sprichwort und im ZEN heißt es sinngemäß: *„Wer langsam geht, kommt schneller ins Ziel".* Solche Aussagen erscheinen zwar auf den ersten Blick paradox und widersinnig, weisen aber in Wirklichkeit auf ein wichtiges Phänomen hin, das wir berücksichtigen bzw. verstehen müssen, um ein gutes Leben führen zu können. Es besteht einerseits in der Tatsache, dass es für alles in unserer Welt einen Gegensatz gibt (zum Beispiel gut zu böse, schnell zu langsam, emotional zu nüchtern), und andererseits in der Notwendigkeit, diese Gegensätze in einem sinnvollen Kompromiss zusammenzuführen bzw. aufzulösen.

Es gibt Menschen, für die dies selbstverständlich ist, weil sie aufgrund eines ausgeglichenen Charakters keine extremen Positionen mögen. Andere aber, die spezieller veranlagt sind und zu extremem Fühlen, Denken und Handeln neigen, haben damit oft große Probleme. Denn Extreme bedeuten Einseitigkeit. Sie geben dem Leben eine Art Schlagseite, so dass es einem falsch beladenen Boot gleicht, das nicht nur schlecht fährt, sondern auch bei starkem Seegang schneller untergeht.

Besonders auffällig und problematisch ist diese bei jenen Menschen, die von Natur aus ein erregbares oder hitziges Temperament besitzen. Dieses beschert ihnen nicht nur ein sehr intensives Gefühlsleben, sondern ermöglicht es ihnen auch, schnell zu handeln und zu reagieren. Solange es ihnen gelingt, ihre temperamentvollen „Pferde" zu zügeln, leben sie intensiv und effektiv und haben oft Erfolg. Es besteht bei ihnen aber immer die Gefahr, dass sich ihre Veranlagung durch Stress, Ängste oder Begehrlichkeit verselbständigt und unkontrolliert ins Extreme steigert. Dann werden sie ungeduldig und gehetzt, hektisch und nervös, gereizt und aggressiv, können sich nicht mehr aufmerksam ihrer Arbeit widmen und stecken ihre Mitmenschen mit ihrer Unruhe an. Sie gleichen einer Kerze, die gleichzeitig an beiden Enden brennt. Vor allem bei Kindern ist ein solches Verhalten sehr problematisch, weil sie dadurch zum lästigen Störfaktor in der geordneten Welt ihrer Eltern und Erzieher werden. Oft versucht man dann, sie durch betäubende Medikamente „ruhig zu stellen", was verheerende Folgen für ihr weiteres Leben hat.

Ob bei Erwachsenen oder bei Kindern - das Problematische an diesem Verhalten besteht darin, dass es sich von den übrigen Lebensbedingungen abgekoppelt hat und „autonom" geworden ist (vergleichbar den „autonomen" gesellschaftlichen Gruppierungen, die sich von der gemeinschaftlichen Ordnung lossagen). Ihm fehlt die sinnvoll ordnende Beziehung zur Restwelt. Denn ob wir ein Buch lesen, eine Idee verstehen, Musik hören, eine Maschine bedienen, mit einer Pflanze, einem Tier, einem anderen Menschen in Beziehung treten oder unsere Lebensprobleme lösen wollen: immer ist es wichtig, dass wir dessen Eigenart, Ausdrucksform und Seinszweck berücksichtigen. Nur wenn es uns gelingt, uns dem „Rhythmus" oder den Grundbedingungen dessen anzupassen, womit wir es zu tun haben, entstehen jene harmonischen Schwingungsmuster zwischen uns und ihm, die sich in echten menschlichen Kontakten, gelungenen Tätigkeiten und einem sinnerfüllten Leben ausdrücken.

FLORIPLEX Nr. 14

„Toleranz“

Blütenessenzmischung nach Dr. Blome
zur individuellen Förderung positiver Eigenschaften,
seelischer Ausgeglichenheit und allgemeinen Wohlbefindens.

Leider darf ich hier trotz meinen langjährigen, guten Erfahrungen mit Floriplexen keine Wirkungen angeben oder versprechen, die nicht „wissenschaftlich“ bewiesen sind.

Sie können jedoch, wenn Sie wollen, eigenverantwortlich ausprobieren, ob diese Blütenessenzmischung Ihnen dabei helfen kann, verständnisvoller und toleranter zu werden.

Vielleicht gehören Sie zu jenen Menschen, die

- eine sehr kritische und intolerante Haltung gegenüber Menschen haben, die anders denken, fühlen und handeln,
- viele Vorurteile haben,
- die psychisch oder/und körperlich unter irgendwelchen Unverträglichkeiten und Abwehrreaktionen leiden (z.B. gegenüber anders denkenden Menschen, bestimmten Nahrungsmitteln oder Substanzen).

Am besten befragen Sie hierzu auch Ihre Angehörigen und Freunde.

Zusammensetzung: Englische Blütenessenzen (Beech, Cherry Plum, Crab Apple, Holly, Impatiens, Rock Rose, Star of Bethlehem, Vine, Willow von Healing Herbs) in Originalstärke sowie in den Potenzen D6, D12, C3 – *zusätzlich durch spezielle positive Schwingungen aktiviert.* Alkoholgehalt: 30%.

Anmerkungen zum Thema:

Unsere Welt besteht aus vielen zusammenpassenden und gegensätzlichen Faktoren. Aus einer entfernten Perspektive sieht sie zwar wie ein kompaktes Gebilde aus, bei genauerer Betrachtung aber erkennt man, dass sie ununterbrochen aus unzähligen Teilchen ständig neu ersteht, von denen jedes einzelne eine eigenständige, winzige Einheit darstellt und sich zugleich mehr oder weniger von allen anderen unterscheidet. Sie alle werden durch eine ordnende Kraft zu einem großen Ganzen, nämlich unserer Welt, zusammengefügt, so dass diese ein Kollektiv aus Individuen darstellt.

Es ist wie bei einem Ameisenhaufen: aus der Ferne betrachtet hat er seine charakteristische Form, aus der Nähe sieht man jedoch, dass er ununterbrochen aus den unzähligen, hin- und herlaufenden Ameisen neu gebildet wird. Die herumwimmelnden Ameisen, die scheinbar planlos in alle Richtungen laufen, erschaffen gemeinsam etwas, das über ihren persönlichen Interessen steht und für alle gut ist, nämlich den Ameisenhaufen.

Ähnlich ist es bei uns Menschen. Wir bilden zwar, zusammen genommen, ein großes Ganzes (die Menschheit, ein Volk, eine Gemeinschaft), sind aber gleichzeitig autonome Individuen, die sich voneinander unterscheiden und jeweils ihre eigenen Motivationen und Sichtweisen haben. Wir sind also sowohl Einzel- als auch Massenmenschen. Daher können wir zwar entsprechend unserem persönlichen Charakter egoistisch unsere privaten Interessen verfolgen, müssen uns aber gleichzeitig, als Mitglieder der Menschheit, altruistisch und in überpersönlicher Weise am Aufbau und der Aufrechterhaltung unserer Welt beteiligen. Konkret gesprochen: sowohl die kleine Familie als auch die große Nation, der Handwerksbetrieb und das Unternehmen, die persönliche Partnerschaft und das Team können nur durch unsere Bereitschaft bestehen, die Andersartigkeit und Interessen unserer Mitmenschen zu respektieren und zugunsten der Gemeinschaft auf gewisse private Ansprüche zu verzichten.

Daher ist es auch wichtig, unsere oft kleinlichen, persönlichen Abneigungen dem unterzuordnen, was wir, unabhängig von Rasse, Geschlecht und Charakter, mit allen anderen Menschen gemeinsam haben und was uns mit ihnen verbindet. Aus einem solchen Bewusstsein heraus sind wir fähig, auf andere Menschen zuzugehen, an ihrem Leben Anteil zu nehmen und ihnen die gleichen menschlichen Basisrechte wie uns selbst zuzugestehen. Hierauf gründen Menschlichkeit und Humanität, Kultur und Zivilisation, und sie sind die Grundlage dafür, dass auch wir von anderen toleriert werden und unser eigenes Leben führen können.

Diese Erkenntnis ist besonders für jene Menschen wichtig, die darauf eingestellt sind, immer sogleich alles zu kritisieren und abzulehnen, was von anderen kommt oder was ihnen neu und fremd ist. Oft entwickeln sie aus dieser Einstellung heraus sogar echte körperliche Allergien, die ja darin bestehen, dass sie Teile ihrer Umwelt (Substanzen, aber auch Menschen) nicht tolerieren.

Gerade in der heutigen, mehr und mehr „globalisierten“ Welt, in der sich die unterschiedlichen Nationen und Kulturen immer mehr vermischen, sind Toleranz, Menschenfreundlichkeit und geistige Offenheit in unser aller Interesse. Nur mit ihnen lässt sich der große Ameisenhaufen „Welt“ zusammenhalten und vor der Zerstörung bewahren.

Floriplex Nr. 15

„Versöhnlichkeit“

Blütenessenzmischung nach Dr. Blome
zur individuellen Förderung positiver Eigenschaften,
seelischer Ausgeglichenheit und allgemeinen Wohlbefindens.

Leider darf ich hier trotz meinen langjährigen, guten Erfahrungen mit Floriplexen keine Wirkungen angeben oder versprechen, die nicht „wissenschaftlich“ bewiesen sind.

Sie können jedoch, wenn Sie wollen, eigenverantwortlich ausprobieren, ob diese Blütenessenzmischung Ihnen dabei helfen kann, versöhnlicher, nachsichtiger und entgegenkommender zu werden und die vermeintlichen Fehler anderer Menschen oder bestimmte unerfreuliche Lebensumstände besser zu akzeptieren und nicht persönlich nehmen zu können.

Vielleicht gehören Sie zu jenen Menschen, die

- sich schnell beleidigt oder ungerecht behandelt fühlen,
- Unrecht nur schwer vergessen und vergeben können,
- oft nachtragend oder rachsüchtig sind,
- sich nicht mit unerfreulichen Lebensumständen abfinden können,
- Frieden mit dem Schicksal und den Menschen schließen möchten.

Am besten befragen Sie hierzu auch Ihre Angehörigen und Freunde.

Zusammensetzung: Englische Blütenessenzen (Beech, Holly, Oak, Rock Water, Star of Bethlehem, Vine, Willow von Healing Herbs) in Originalstärke sowie in den Potenzen D6, D12, C3 – *zusätzlich durch spezielle positive Schwingungen aktiviert.* Alkoholgehalt: 30%.

Anmerkungen zum Thema:

Was ist besser? Sich zu beschweren oder zu akzeptieren, Vorwürfe zu machen oder großzügig zu sein, zu verurteilen oder Verständnis zu zeigen, abzulehnen oder zuzustimmen, Rache zu nehmen oder zu verzeihen? Zugegeben: diese Frage ist tendenziös, und es gibt wahrscheinlich viele Menschen, die es absurd fänden, wenn Unrecht nicht gesühnt und Fehler nicht verurteilt würden. Denn wir sind von klein auf daran gewöhnt, die Welt durch die Brille einer Moral zu sehen, deren wichtigstes Element Schuld und Strafe sind.

Wir sprechen von Schuld, wenn jemand die Regeln verletzt, die wir ihm – teilweise in angemaßter Vertretung „Gottes“ - gegeben haben, oder ganz allgemein, wenn die Dinge anders laufen, als wir es wollen. Dann beschuldigen wir das Wetter, den Computer, die Regierung oder die Ärzte, wenn es nicht so läuft, wie wir es erwarten. Immer ist ein anderer „schuld“, wir selbst aber praktisch nie. Solche Schuldbehauptungen sind zwar, für sich allein genommen, harmlos. Sie nehmen aber sofort einen bösartigen Charakter an, wenn sie mit einer moralisch begründeten Bestrafung verknüpft werden, und verleiten uns dann zu niederträchtigem, menschenunwürdigem Verhalten.

So halten wir uns für berechtigt, wenn uns jemand ein Leid zugefügt oder ein „Unrecht“ angetan hat, ihm ebenfalls Leid zu bereiten - nach dem primitiven Motto: *Auge um Auge, Zahn um Zahn*. Dabei hoffen wir - übrigens vergeblich -, dass durch das Leid des anderen unser eigenes geheilt werde. Und weil in unserem Weltbild Schuld und Strafe untrennbar zusammengehören, meinen wir, die Welt gerate in Schieflage, wenn eine „Untat“ ungesühnt bliebe. Tatsächlich aber haben sowohl die Weltgeschichte als auch unsere eigenen Erfahrungen immer wieder Buddhas Frage bestätigt: *Wenn der Hass dem Hass antwortet, wann soll der Hass aufhören?*

Die „beleidigte Leberwurst“ zu spielen, andere zu verurteilen oder sich für vermeintliches Unrecht zu rächen, bringt zwar manchmal einen momentanen, oberflächlichen Linderungseffekt für unsere negativen Emotionen, erzeugt aber letztlich einen verderblichen Lebenstrend, in dem es wie in einem Teufelskreis genau auf diesem Niveau immer weiter geht.

Wir müssen uns stets darüber im Klaren sein, dass jeder Mensch in dem Augenblick, in dem er etwas tut, dieses richtig oder unumgänglich findet und sich selbst im Recht fühlt, auch wenn es aus der Sicht andere Menschen verwerflich erscheint. Das können wir genau bei uns selbst beobachten. Da also niemand, subjektiv gesehen, „schlecht“ handeln kann, sind im Grunde alle Vorwürfe und Beschuldigungen, die wir mit unserer eigenen Moral begründen, nicht nur unberechtigt, sondern auch kontraproduktiv. Denn sie werden vom Beschuldigten als Unrecht empfunden und erzeugen je nach dessen Veranlagung entweder eine Gegenaggression oder eine hasserfüllte Unterwerfung.

In der Bibel findet sich zu dieser Problematik eine der wichtigsten, fortschrittlichsten und humansten Ideen des Christentums: *Wer unter euch ohne Sünde ist, der werfe den ersten Stein!*

Vergessen wir nicht: *„nobody is perfect“*!

FLORIPLEX Nr. 16

„Schicksal“

Blütenessenzmischung nach Dr. Blome
zur individuellen Förderung positiver Eigenschaften,
seelischer Ausgeglichenheit und allgemeinen Wohlbefindens.

Leider darf ich hier trotz meinen langjährigen, guten Erfahrungen mit Floriplexen keine Wirkungen angeben oder versprechen, die nicht „wissenschaftlich“ bewiesen sind.

Sie können jedoch, wenn Sie wollen, eigenverantwortlich ausprobieren, ob diese Blütenessenzmischung Ihnen dabei helfen kann, Ihr Schicksal besser und evtl. dankbarer zu akzeptieren, Ihr Vertrauen ins Leben zu stärken und Sie insgesamt zufriedener zu machen.

Vielleicht gehören Sie zu jenen Menschen, die

- einen schweren Schicksalsschlag erlitten haben, der ihr Vertrauen in „Gott und die Welt“ erschüttert hat,
- in einer schweren Krise einen inneren Halt brauchen,
- keine vertrauensvolle Einstellung zum Leben haben,
- die nach echtem Glauben suchen, d.h. nach der Gewissheit, dass alles, was uns geschieht, letztlich richtig und „gut“ ist.

Am besten befragen Sie hierzu auch Ihre Angehörigen und Freunde.

Zusammensetzung: Englische Blütenessenzen (Beech, Gentian, Gorse, Holly, Hornbeam, Mustard, Star of Bethlehem, Walnut, Wild Oat, Willow von Healing Herbs) in Originalstärke sowie in den Potenzen D6, D12, C3 – *zusätzlich durch spezielle positive Schwingungen aktiviert.* Alkoholgehalt: 30%.

Anmerkungen zum Thema:

Gibt es eine Bestimmung, die unser Leben in allen Einzelheiten unabänderlich festlegt, oder sind wir frei, es so zu gestalten, wie wir es wollen? Diese Frage beschäftigt mehr oder weniger uns alle, und unsere Antwort darauf entspricht jeweils unserer geistigen Verfassung, die entweder materiell, praktisch und „irdisch“ oder geistig, spirituell und transzendent ausgerichtet sein kann.

So können wir einerseits die Meinung vertreten, dass wir für uns selbst verantwortlich seien und es von unserem Willen und unseren Fähigkeiten abhänge, wie sich unser Leben gestaltet. So gesehen hängt es vor allem von uns ab, ob es uns gut oder schlecht geht.

Andererseits aber können wir in unserer Existenz auch das Wirken einer höheren Intelligenz oder göttlichen Ordnung sehen. Bei dieser Sichtweise empfinden wir uns selbst als Teil eines großen, sinnerfüllten Ganzen, in dem alles, natürlich auch unsere eigene Existenz, untrennbar miteinander verflochten und unabänderlich vorbestimmt ist. Dann sind auch unsere Lebensprobleme und unser „Unglück“ keine sinnlosen Entgleisungen, die wir immer bekämpfen und korrigieren müssen, sondern Ausdruck eines höheren („göttlichen“) und sinnvollen Konzeptes und eine Chance zu Bewusstseinserweiterung und menschlichem Fortschritt.

So unterschiedlich diese Lebenshaltungen sind, beziehen sie sich letztlich doch auf dasselbe Phänomen, nämlich die Tatsache, dass alles, was uns und mit uns geschieht, seinen Ursprung außerhalb unserer selbst hat. Nicht nur hatten wir keinerlei Einfluss auf unsere Geburt, noch können wir etwas an der Tatsache ändern, dass wir eines Tages sterben müssen. So bleibt uns nichts anderes übrig, ob es uns gefällt oder nicht, dieses uns gegebene Leben bereitwillig zu leben.

Auch unsere Gedanken, Gefühle und Erkenntnisse machen wir nicht selbst, sondern sie „kommen“ spontan zu uns aus einem unbewussten Bereich unseres Seins. Als Geschöpfe können wir immer nur auf das reagieren, was uns gegeben wird, nicht aber unser Schicksal willentlich „machen“. Niemand bestreitet, dass wir „nur“ Geschöpfe und nicht Schöpfer unserer selbst sind. Offensichtlich gibt es eine höhere Macht oder Intelligenz, die der Ursprung unserer Existenz ist und unser Leben beeinflusst - egal, ob wir sie als blinden Zufall oder weises Schicksal bezeichnen.

Die Frage ist lediglich, welche Haltung wir dazu einnehmen sollen - vor allem, wenn widrige Lebensumstände eintreten. Ablehnung und Verweigerung helfen uns da nicht weiter, sondern machen alles nur noch schlimmer. Dagegen erzeugt die Bereitschaft, der Lebensrealität, wie gut oder schlimm sie auch immer sei, einen Sinn zuzugestehen und sie zu akzeptieren, ein positives Lebensgefühl, das von Hoffnung und dem Gefühl einer gewissen Geborgenheit bestimmt ist. Dem entspricht auch die Quintessenz aller Gebete. Es lautet *„Dein Wille geschehe!“*

Wem es in schwerer Zeit gelingt, sein Urvertrauen zu bewahren oder wieder zu finden, wird nicht an seinen Lebenskrisen, Katastrophen und Krankheiten zerbrechen, sondern aus ihnen seelisch und menschlich gestärkt hervorgehen und etwas mehr vom Geheimnis der menschlichen Existenz verstehen.

FLORIPLEX Nr. 17

„Lebenssinn"

Blütenessenzmischung nach Dr. Blome
zur individuellen Förderung positiver Eigenschaften,
seelischer Ausgeglichenheit und allgemeinen Wohlbefindens.

Leider darf ich hier trotz meinen langjährigen, guten Erfahrungen mit Floriplexen keine Wirkungen angeben oder versprechen, die nicht „wissenschaftlich" bewiesen sind.

Sie können aber, wenn Sie wollen, eigenverantwortlich ausprobieren, ob diese Blütenessenzmischung Ihnen zu mehr Klarheit verhelfen kann, zum Beispiel in Bezug auf den Sinn Ihres Lebens oder Ihre Berufung, vielleicht auch bei einer wichtigen Entscheidung oder dem Versuch, Ordnung in eine bestimmte Lebenssituation oder ein Projekt zu bringen.

Vielleicht gehören Sie zu jenen Menschen, die

- orientierungslos vor sich hin leben,
- in einer Krise nach dem Sinn ihres Lebens suchen,
- frustriert oder deprimiert sind, weil sie das Gefühl haben, nicht ihr richtiges Leben zu leben,
- in einer verfahrenen Situation nach einer guten Lösung suchen,
- für ihre Zukunftsplanung ein klares Konzept brauchen.

Am besten befragen Sie hierzu auch Ihre Angehörigen und Freunde.

Zusammensetzung: Englische Blütenessenzen (Agrimony, Cerato, Larch, Pine, Scleranthus, Walnut, Wild Oat, Willow von Healing Herbs) in Originalstärke sowie in den Potenzen D6, D12, C3 – *zusätzlich durch spezielle positive Schwingungen aktiviert.* Alkoholgehalt: 30%.

Anmerkungen zum Thema:

Was ist der Sinn meines Lebens? Diese Frage beschäftigt mehr oder weniger bewusst jeden Menschen, und die Tatsache, dass wir sie uns stellen, beweist - unabhängig davon, wie sie beantwortet wird - dass es ihn in irgendeiner Form gibt. Selbst jene Menschen, die behaupten, es gebe ihn nicht, haben sich dennoch, um zu dieser Meinung zu kommen, darüber Gedanken gemacht: das wäre nicht möglich, wenn er überhaupt nicht existieren würde. Für die meisten Menschen steht es aber außer Frage, dass ihr Leben einen Sinn hat oder haben muss, auch wenn sie davon vielleicht keine klare Vorstellung, sondern nur eine vage Ahnung haben.

Einfach gesprochen, besteht er darin, es uns gut gehen zu lassen. Diese Aussage, gegen die wohl niemand etwas einzuwenden hat, erscheint sehr einfach und klar, beschreibt jedoch in Wirklichkeit ein äußerst komplexes und vielgestaltiges Phänomen. Denn auf die Frage, was einem bestimmten Menschen gut tut und damit für ihn sinnvoll ist, gibt es jeweils nur eine ganz und gar individuelle Antwort und das bedeutet, dass es genauso viele Sinndefinitionen gibt, wie Menschen in dieser Welt existieren. Während es zum Beispiel für den einen Menschen sinnvoll ist, sich mit den praktischen Dingen des Lebens zu beschäftigen, können für einen anderen humanitäre oder philosophische Fragen am wichtigsten sein, und während der eine kämpfen muss, ist für einen anderen der friedliche Weg richtig.

So lässt sich unser Lebenssinn immer nur ganz persönlich und bezogen auf die Aufgabe, die wir in dieser Welt haben, definieren. Solange unser Leben auf etwas ausgerichtet ist, das uns in irgendeiner – direkten oder indirekten – Form gut tut oder nützt, empfinden wir es als sinnvoll. Das kann allerdings auch einmal bedeuten, dass wir dafür – wie zum Beispiel die Märtyrer – Leiden auf uns nehmen müssen, um uns selbst treu zu bleiben oder zu uns zurück zu finden.

Der Sinn von etwas besteht immer in dem Geist oder Konzept, aus dem es entstanden ist bzw. geschaffen wurde, gleichgültig ob es sich dabei um einen Gegenstand oder ein Lebewesen handelt, und es geht immer darum, ihm gerecht zu werden. Für uns Menschen ist der Sinn des Lebens also eigentlich ein religiöses Phänomen (wenn man Religion so versteht, wie es das Wort *religio* meint: als die Verbindung zu einer höheren, transzendenten Weltdimension, die meist auch Gott genannt wird), denn er orientiert sich immer an überpersönlichen oder übermenschlichen Werten.

Man könnte folgende Definition wagen: Der Sinn des Lebens besteht für uns darin, unserer inneren Stimme bzw. unserem tiefen Wissen zu folgen, und das zu tun, was für uns persönlich richtig und gut ist. Solange uns dies gelingt, ist das Leben für uns stimmig und sinnvoll. Wir müssen also immer wieder genau hinsehen, nach innen hören und herausfinden, was für uns sinnvoll, richtig und gut ist. Manchen Menschen gelingt dies ganz intuitiv und ohne viel nachzudenken, wogegen andere sich immer wieder bewusst die Sinnfrage stellen und ihre persönliche Aufgabe finden müssen.

FLORIPLEX Nr. 18

„Loslassen“

Blütenessenzmischung nach Dr. Blome
zur individuellen Förderung positiver Eigenschaften,
seelischer Ausgeglichenheit und allgemeinen Wohlbefindens.

Leider darf ich hier trotz meinen langjährigen, guten Erfahrungen mit Floriplexen keine Wirkungen angeben oder versprechen, die nicht „wissenschaftlich“ bewiesen sind.

Sie können jedoch, wenn Sie wollen, eigenverantwortlich ausprobieren, ob diese Blütenessenzmischung Ihnen dabei helfen kann, lockerer, entspannter und nachgiebiger zu werden und, falls erforderlich, auch einmal loslassen zu können. Das wäre bekanntlich die Voraussetzung zum Abbau von Stress.

Vielleicht gehören Sie zu jenen Menschen, die

- sehr perfektionistisch, willensstark und ehrgeizig sind,
- darauf eingestellt sind, niemals nachzugeben oder aufzugeben,
- Kompromisse grundsätzlich ablehnen,
- sich meist bei einer Arbeit oder einem Projekt zu stark engagieren,
- immer durchhalten und bis zum Letzten gehen.

Am besten befragen Sie hierzu auch Ihre Angehörigen und Freunde.

Zusammensetzung: Englische Blütenessenzen (Chicory, Crab Apple, Oak, Pine, Rock Water, Vervain, Vine, White Chestnut von Healing Herbs) in Originalstärke sowie in den Potenzen D6, D12, C3 – *zusätzlich durch spezielle positive Schwingungen aktiviert.* Alkoholgehalt: 30%.

Anmerkungen zum Thema:

In unserer gegensätzlich angelegten Welt hat alles sein Gegenstück. Dem Leben steht der Tod, der Schönheit steht die Hässlichkeit, der Kraft die Schwäche, dem Licht die Dunkelheit, der Freude das Leid und dem Nehmen das Geben gegenüber. Das Geben ist in unserem Alltag, genau wie das Loslassen und das Sich-Ergeben, besonders wichtig.

Primär ist aber unser heutiges Leben auf Nehmen, Erobern, Verdienen, Besitzen, Festhalten und Verteidigen ausgerichtet. Bereits in der Schule lernen die Kinder, dass es im Leben auf Leistung und Anstrengung ankomme und Nichtstun verwerflich sei. Dabei wird aber übersehen, dass es gar nicht möglich ist, nichts zu tun. In jedem Augenblick tun wir irgendetwas: zum Beispiel atmen, uns bewegen, denken. Diejenigen, die das Nichtstun verdammen, meinen aber nur jene Aktivitäten, die keinen materiellen oder gesellschaftlichen Vorteil mit sich bringen. „Sich regen bringt Segen“, klingt in diesem Zusammenhang zwar gut, ist meist aber zu einseitig gemeint, denn in Wirklichkeit tut ja auch derjenige etwas, der sich nicht im Sinne der Aktivisten und Kämpfer regt. Eine solche einseitige Sichtweise führt natürlich auch zur Einseitigkeit im Leben der betreffenden Menschen, da sie ja zugleich bedeutet, dass ihnen die andere, passive Seite fehlt.

Menschen, die nur auf eine aktive, fordernde und festhaltende Lebensgestaltung ausgerichtet sind, bestehen gewissermaßen nur zur Hälfte, was nicht nur mit einer erkennbaren, erheblichen Reduktion ihres persönlichen Potentials einhergeht, sondern auch zu einer Verarmung ihrer Biographie führt. Im Umgang mit ihnen fühlt man, dass sie „nicht ganz da“, sondern Gefangene ihrer Ziele und Wünsche, ihrer Gier und Verbissenheit sind. Zwar kann in außergewöhnlichen Situationen die einseitige Konzentration auf eine bestimmte Aktion oder Lebenshaltung erforderlich und sinnvoll sein; sie muss aber immer eine Ausnahme bleiben. Denn ein normales Leben, in dem sich die ganze Fülle der menschlichen Möglichkeiten entfaltet, ist dabei nicht möglich.

Es ist schwierig, wenn wir uns in etwas verrannt haben, davon abzulassen, denn in diesem Zustand sind wir ja überzeugt, dass es nicht anders gehe. Manchmal ist dann eine Katastrophe („Umwendung“) unumgänglich, die alles durcheinanderwirft und sozusagen die Karten unseres Leben neu mischt. Sie ist gewissermaßen eine Rettungsmaßnahme unseres Schicksals, durch die wir von einem (für uns) falschen und verderblichen Irrweg abgebracht werden. Aber je weniger wir bereit sind, auch einmal aufzugeben oder nachzugeben, je stärker wir an unseren Zielen, Wünschen und Vorstellungen festhalten, desto gewalttätiger muss die Kehrtwendung sein, um uns vom bisherigen, falschen Weg abzubringen, desto mehr muss zerstört werden, damit wir wieder frei werden.

Also sei immer bereit, loszulassen, wenn du merkst, dass du die Grenze erreicht hast und die „katastrophale“ Befreiung, zum Beispiel in Form einer Krankheit, naht.

„Wo Leere ist, kommt Fülle“, heißt es im ZEN. Wenn wir „nichts“ tun, tut sich etwas. Wenn wir etwas hergeben, bekommen wir etwas anderes dafür. Wenn wir verzichten, werden wir frei für etwas Neues.

FLORIPLEX Nr. 19

„Mut“

Blütenessenzmischung nach Dr. Blome
zur individuellen Förderung positiver Eigenschaften,
seelischer Ausgeglichenheit und allgemeinen Wohlbefindens.

Leider darf ich hier trotz meinen langjährigen, guten Erfahrungen mit Floriplexen keine Wirkungen angeben oder versprechen, die nicht „wissenschaftlich“ bewiesen sind.

Sie können jedoch, wenn Sie wollen, eigenverantwortlich ausprobieren, ob diese Blütenessenzmischung Ihnen dabei helfen kann, allgemein oder in bestimmten Situationen mutiger, sicherer und unbeschwerter zu werden.

Vielleicht gehören Sie zu jenen Menschen, die

- allgemein zu schüchtern, zaghaft oder ängstlich sind,
- sich grundsätzlich vor allem Neuen fürchten,
- immer irgendein Unheil oder eine Gefahr fürchten,
- in schwierigen Situationen „den Kopf verlieren“,
- sich nie richtig sicher, unbesorgt und stark fühlen.

Am besten befragen Sie hierzu auch Ihre Angehörigen und Freunde.

Zusammensetzung: Englische Blütenessenzen (Agrimony, Aspen, Cherry Plum, Larch, Mimulus, Pine, Red Chestnut, Rock Rose, Star of Bethlehem von Healing Herbs) in Originalstärke sowie in den Potenzen D6, D12, C3 – *zusätzlich durch spezielle positive Schwingungen aktiviert.* Alkoholgehalt: 30%.

Anmerkungen zum Thema:

Das Leben will nicht enden und sterben, sondern leben und ewig fortdauern. Daher sind alle lebendigen Organismen mit Alarmsystemen ausgestattet, die aktiv werden, wenn ihnen Gefahr droht. Dazu gehören vor allem Angst und Furcht. Dieses sinnvolle Alarmsystem wird aktiv, wenn wir - direkt oder indirekt - eine drohende Gefahr wahr-nehmen; es soll uns zu einer Rettungsaktion, bewegen, die entweder in Abwehr oder in Flucht besteht.

Hätten wir keine Angst bzw. Furcht, würden wir in dieser gefährlichen Welt bald Schaden nehmen oder untergehen. Daher kommen Menschen, die sich furchtlos in extreme Gefahrensituationen begeben, oft darin um. Oft wird der Mangel an Furcht als Mut bezeichnet; tatsächlich handelt es sich dabei aber nur um große Naivität, aus der heraus die Gefahr falsch beurteilt wird.

Dagegen besteht Mut in der Überwindung einer Angst, die man tatsächlich verspürt. Ohne Angst gibt es keinen Mut und keine Helden.

Üblicherweise sprechen wir allgemein von Angst, genau genommen müsste man dabei aber zwischen zwei verschiedene Erscheinungsformen unterscheiden. Da ist einerseits die real begründete (Furcht), auf die man reagieren kann und muss, und andererseits die mehr oder weniger irreale, die irgendwelchen Fantasien und Vorstellungen entspringt. Die körperlichen Reaktionen sind aber in beiden Fällen gleich: die Psyche aktiviert zusätzliche Energie, damit wir uns entweder wehren oder fliehen können. Falls uns dies gelingt, empfinden wir keine Angst; andernfalls staut sich die Abwehr-/Flucht-Energie in unserem Inneren und erzeugt ein Gefühl der Enge, das wir als Angst bezeichnen. (Das Wort „Angst“ ist indogermanischen Ursprungs: *anghu* = „beengend“.) Diese innere Enge (Angst) gleicht dem Überdruck in einem Dampfkessel, der sofort sinkt, wenn „Dampf abgelassen“ wird. Das heißt: sobald wir die aufgestaute Abwehr-/Flucht-Energie dadurch verbrauchen, dass wir aktiv auf die Gefahr reagieren, lässt der innere Druck und die Angst verschwindet.

Solche Reaktionen sind jedoch bei den fantasiebedingten oder irrealen Ängsten nicht möglich, weil man ja gegen eine nur angenommene Gefahr nichts konkret unternehmen kann. Hierunter leiden viele Menschen, und zwar umso mehr, je fantasievoller und emotionaler sie sind und je schwächer ihre Verstandeskontrolle ist. Daher sollten wir, wenn uns die Angst überfällt, uns immer zunächst fragen, ob es wirklich so schlimm ist und ob wir nicht vielleicht wieder einmal in die Falle unserer Fantasie geraten sind.

Wir haben drei Möglichkeiten, auf die Gefahr zu reagieren: entweder wir wehren uns aktiv und furchtlos oder wir ergreifen angsterfüllt die Flucht. Diese beiden Reaktionsweisen sind in Bezug auf das Überleben gleichwertig und biologisch sinnvoll. Welche jeweils passend ist, hängt immer von den aktuellen Umständen ab. Die dritte Möglichkeit besteht in einer passiven Verhaltensweise, die sich auch bei Tieren beobachten lässt: wir reagieren überhaupt nicht, sondern lassen die Dinge laufen und ergeben uns in unser Schicksal – hoffend, dass es doch irgendwie noch gut ausgehen werde. In diesem Sinne schrieb Dietrich Bonhoeffer aus der Todeszelle: *„Von guten Mächten wunderbar geborgen erwarten wir getrost, was kommen mag“.*

FLORIPLEX Nr. 20

„Gute Laune"

Blütenessenzmischung nach Dr. Blome
zur individuellen Förderung positiver Eigenschaften,
seelischer Ausgeglichenheit und allgemeinen Wohlbefindens.

Leider darf ich hier trotz meinen langjährigen, guten Erfahrungen mit Floriplexen keine Wirkungen angeben oder versprechen, die nicht „wissenschaftlich" bewiesen sind.

Sie können jedoch, wenn Sie wollen, eigenverantwortlich ausprobieren, ob diese Blütenessenzmischung Ihnen allgemein oder in bestimmten Situationen helfen kann, entspannter, zufriedener und optimistischer zu werden und insgesamt besser gelaunt zu werden.

Vielleicht gehören Sie zu jenen Menschen, die

- gelegentlich oder oft frustriert, unglücklich oder schlecht gelaunt sind, weil ihre Lebensumstände oder Ihre Mitmenschen nicht ihren Erwartungen und Wünschen entsprechen,
- nicht mehr so oft enttäuscht, wütend, eifersüchtig, neidisch, traurig, ablehnend, verbittert oder pessimistisch reagieren wollen,
- insgesamt besser gelaunt sein möchten.

Am besten befragen Sie hierzu auch Ihre Angehörigen und Freunde.

Zusammensetzung: Englische Blütenessenzen (Chicory, Gentian, Holly, Hornbeam, Larch, Mimulus, Pine, Wild Oat, White Chestnut, Willow von Healing Herbs) in Originalstärke sowie in den Potenzen D6, D12, C3 – *zusätzlich durch spezielle positive Schwingungen aktiviert.* Alkoholgehalt: 30%.

Anmerkungen zum Thema:

Froh zu sein bedarf es wenig, und wer froh ist, ist ein König – dieses kleine Kinderlied enthält eine richtige und eine falsche Aussage. Dass wir uns, wenn wir gut gelaunt sind, auch allgemein gut fühlen, trifft zweifellos zu, aber die Behauptung, dies sei einfach zu erreichen, ist, außer bei kleinen Verstimmungen, ein unrealistischer Zweckoptimismus.

Jede/r von uns weiß ja, wie schwierig bis unmöglich es ist, immer gut gelaunt zu bleiben oder sich aus der Klammer einer schlechten Laune zu befreien. Der Grund dafür ist die Meinung, wir hätten das Recht, negativ zu reagieren, wenn die Lebensumstände oder unsere Mitmenschen nicht unseren Wünschen entsprechen. Dass wir uns dabei aber ins eigene Fleisch schneiden, wird uns klar, wenn wir darauf achten, wie schlecht wir uns fühlen, solange wir enttäuscht, wütend, eifersüchtig, neidisch, traurig, ablehnend, verbittert oder pessimistisch sind.

Um etwas daran zu ändern, müssten wir aufhören, die Schuld für unsere negative Stimmung außerhalb von uns zu suchen. Denn negative Gefühle werden niemals von außen in uns hinein transportiert, sondern werden von uns selbst von uns selbst als Reaktion auf unerfreuliche Umstände oder Mitmenschen aktiviert. Wir sind also selbst schuld an unserer schlechten Stimmung und können sie nur dadurch wieder loswerden, dass wir unsere Einstellung zu den Widrigkeiten des Lebens ändern.

Weil sich etwas, das geschehen ist, nicht mehr ungeschehen machen lässt, hilft weder Jammern noch Klagen - im Gegenteil, alles wird dadurch noch schlimmer. Zum Beispiel macht uns ein Verlust dadurch traurig, dass wir ihn nicht akzeptieren, und Wut quält uns, wenn wir gegen unabänderliche Tatsachen ankämpfen. Eigentlich bleibt uns immer nur der Versuch, die Widrigkeiten des Lebens positiv zu nehmen und entweder humorvoll darüber zu lachen oder sie als Ansporn für eine Verbesserung zu sehen. Denn letztlich hat alles in unserem Leben einen Sinn, auch wenn wir ihn oft nicht erkennen können. Worin er auch immer bestehen mag, in jedem Falle dient er letztlich der Erweiterung unseres Bewusstseins und unserer menschlichen Entwicklung.

Unzufriedenheit hat zwei Aspekte und Konsequenzen: entweder sie verdirbt uns die Stimmung, wenn wir uns ihr voller Selbstmitleid oder Groll hingeben, oder sie animiert uns dazu, das, was uns nicht gefällt, zu ändern und zu verbessern. Insofern kann man sagen, dass die Unzufriedenheit, kreativ genutzt, die Mutter jeden Fortschrittes ist.

Unser äußeres Leben entspricht in seiner gefühlsmäßigen Qualität immer unserem inneren, emotionalen Zustand. Dementsprechend kann man einerseits unter glücklichen äußeren Umständen unglücklich oder andererseits sogar in einer furchtbaren Katastrophe zufrieden und optimistisch sein.

Das beste Beispiel für eine positive Lebenseinstellung gibt uns die biblische Geschichte von *Hiob*, der trotz allem furchtbaren Unheil, mit dem Gott ihn prüfte, weder seinen Glauben noch seine positive Einstellung verlor. Es wäre sicher hilfreich, sich an dieses Beispiel, in dem eine ewige Lebensweisheit ausgedrückt ist, zu erinnern, wenn es uns einmal wirklich schlecht geht.

Wir bräuchten uns ja immer nur zu fragen: *Will ich jetzt schlecht gelaunt sein oder will ich mich wohlfühlen*?

FLORIPLEX Nr. 21

„Liebe"

Blütenessenzmischung nach Dr. Blome
zur individuellen Förderung positiver Eigenschaften,
seelischer Ausgeglichenheit und allgemeinen Wohlbefindens.

Leider darf ich hier trotz meinen langjährigen, guten Erfahrungen mit Floriplexen keine Wirkungen angeben oder versprechen, die nicht „wissenschaftlich" bewiesen sind.

Sie können jedoch, wenn Sie wollen, eigenverantwortlich ausprobieren, ob diese Blütenessenzmischung Ihnen dabei helfen kann, Ihr Liebesleben positiver zu gestalten, frei für eine andere, erfüllte Liebe zu werden und Ihren eventuellen Liebeskummer zu überwinden.

Vielleicht gehören Sie zu jenen Menschen, die

- Probleme in ihrem Liebesleben haben,
- sich ungeliebt fühlen,
- unter einem hoffnungslosen Liebeswunsch, dem Verlust einer Liebesbeziehung oder einem „Liebesirrtum" leiden,
- mehr Klarheit in Bezug auf das Thema Liebe brauchen.

Am besten befragen Sie hierzu auch Ihre Angehörigen und Freunde.

Zusammensetzung: Englische Blütenessenzen (Agrimony, Chicory, Heather, Holly, Honeysuckle, Larch, Star of Bethlehem, Walnut, Water Violet, Willow von Healing Herbs) in Originalstärke sowie in den Potenzen D6, D12, C3 – *zusätzlich durch spezielle positive Schwingungen aktiviert.* Alkoholgehalt: 30%.

Anmerkungen zum Thema:

Obwohl die Liebe das Wichtigste in unserer Welt ist und das Schöne, Gute, die Freude und das Glück bedeutet, erzeugt sie bei manchen Menschen Probleme und Leiden. Wieso?

Da gut und schlecht keine absoluten Werte darstellen, sondern immer nur eine subjektive Bedeutung haben, hängt es stets von uns selbst – unserer Einstellung und unserem Verhalten - ab, ob etwas gut oder schlecht auf uns wirkt. Also machen wir offensichtlich etwas falsch, wenn die Liebe uns leiden lässt. Noch direkter ausdrückt: da Liebe eigentlich immer nur positiv wirkt und Freude macht, kann es sich bei einem Menschen, der unter „Liebeskummer" leidet, gar nicht um echte Liebe handeln.

Liebeskummer wird meist durch das Ende einer Beziehung oder eine unerfüllbare Sehnsucht ausgelöst. Der/die Leidende sträubt sich dagegen, und weil er sich als bemitleidenswertes Opfer sieht, glaubt er/sie, jammern, leiden, sich bemitleiden, anklagen oder sich wehren zu dürfen. Diese üblichen Reaktionen sind aber nichts anderes als mehr oder weniger unbewusste Ablenkungsmanöver: die Liebesleidenden wollen nicht wahr haben, dass sie ihr Leiden selbst verursacht hat, weil es sich bei ihnen nicht um echte Liebe handelt.

Wenn sie wirklich ehrlich zu sich wären, müssten sie sich eingestehen, dass es ihnen gar nicht darum geht, den angeblich geliebten Menschen glücklich zu machen, um evtl. mit ihm zusammen glücklich werden zu können. Statt dessen werden sie meist von selbstsüchtigen und egoistischen Motiven getrieben, zum Beispiel vom Wunsch, den anderen Menschen zu besitzen oder zu beherrschen, mit seiner Hilfe eigene Minderwertigkeitsgefühle zu kompensieren, durch ihn gesellschaftliche Eitelkeiten zu befriedigen, an ihm sinnliche Begierden auszuleben oder sich durch ihn von seelischen Problemen oder einem sinnlosen Leben ablenken zu lassen.

Eigentlich wäre es ganz einfach, den Liebeskummer zu überwinden: man müsste nur den Leid erzeugenden Anspruch aufgeben und sich stattdessen jene Beziehungsform pflegen, die mit dem anderen Menschen möglich ist - zum Beispiel mit Sympathie und Freundschaft. Seltsamerweise wird dies aber meistens von den „Liebenden" abgelehnt: sie beharren auf ihren egoistischen „Liebes"-Ansprüchen und beschuldigen den angeblich so viel geliebten Menschen, ihnen Leiden zu bereiten, weil er ihnen nicht gibt, was sie von ihm wollen. - Kann so etwas Liebe sein?

Sehen wir etwas genauer hin: Liebe beruht immer auf Gegenseitigkeit; sie ist nur möglich, wenn zwei Individuen sozusagen auf der „selben Wellenlänge" schwingen oder, wie die Poeten sagen, ein Herz und eine Seele sind. Liebe kann nur in absoluter Freiwilligkeit existieren und weder eingefordert oder erzwungen werden; jede Art von Zwang zerstört sie. Und sie ist vor allem ein Gefühl, das wir in uns selbst erwecken und lebendig halten müssen; sie kann niemals von außen (z.B. durch einen anderen Menschen) in uns hinein transportiert werden.

Liebe ist immer bedingungslos und hängt nicht von deiner Umwelt ab. Entweder du liebst oder du liebst nicht. Aber wenn du offen für echte Liebe bist, ziehst du automatisch jene Menschen an, die dich lieben können.

Daher sagte Konfuzius: *Was du liebst, lass frei. Kommt es zurück, gehört es dir - für immer.*

Die Bach-Blüten-Therapie

Die Bach-Blüten-Therapie ist eine außergewöhnliche und besonders menschenwürdige Heilweise. Sie wurde ca. 1930 von dem englischen Arzt **Dr. Edward Bach** entwickelt, der eine natürliche, nebenwirkungsfreie und von jedermann leicht anwendbare Medizin suchte, die wirklich ganzheitlich heilen sollte (wobei ganzheitlich bedeutet, dass der Mensch als untrennbare Einheit aus Seele und Körper betrachtet und behandelt wird).

Die Bach-Blüten-Therapie besteht aus **38 Blütenessenzen**, die überwiegend aus den Blüten wild wachsender Blumen und Bäume hergestellt werden. Die speziellen Heilkräfte der verwendeten Blüten werden auf einfache Weise auf Wasser übertragen, das dann in verdünnter Form als Medikament genommen wird.

Die Bach-Blüten-Therapie hat in den mehr als achtzig Jahren ihres Bestehens in der ganzen Welt begeisterte Anhänger gefunden. Das ist kein Zufall, denn sie behandelt den Menschen nicht - wie die technisierte Wissenschafts-Medizin - als seelenlose Körper-Maschine, sondern nimmt ihn als fühlendes und beseeltes Wesen mit einem persönlichen Lebenssinn ernst. Sie versucht, ihm ursächlich und grundsätzlich zu helfen - bei den kleinen täglichen Beschwerden und Störungen genauso wie bei der Gestaltung eines sinnvollen und gesunden Lebens.

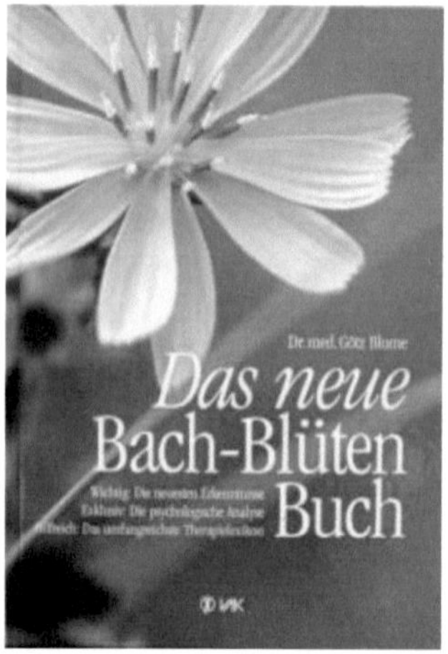

Die Wirkungsweise der Bach-Blüten-Therapie lässt sich beim derzeitigen Stand der Naturwissenschaft zwar noch nicht genau erklären, doch kann angesichts der unzähligen und oft erstaunlichen Heilungen, die sie in aller Welt bewirkt hat, kein Zweifel an ihrer Heilkraft bestehen. Man kann sie als *psychologisch fundierte medikamentöse Therapie* mit einem besonders menschenwürdigen Konzept bezeichnen, die gegenüber der "harten" Schulmedizin viele Vorteile hat:

- Sie blockiert nicht, unterdrückt nicht, manipuliert nicht, vergiftet nicht, zerstört nicht, sondern normalisiert, stellt wieder her, beseitigt Blockaden und stärkt die natürlichen Heilkräfte des Körpers.
- Sie besteht ausschließlich aus ungefährlichen Natursubstanzen und hat keinerlei schädliche Nebenwirkungen.
- Sie kann als Selbstbehandlung durchgeführt werden.
- Sie wurde ohne Tierquälereien entwickelt, ist umweltschonend in der Herstellung und sparsam in der Anwendung.

Beim Einsatz der Bach-Blüten orientiert man sich primär an der psychischen Verfassung, und jedes der 38 Blüten-Mittel hat einen genau definierten Wirkungsbereich, der sich vor allem auf die de emotionale Situation, das Verhalten oder den Charakter bezieht. Die Mittel werden also nicht, wie sonst in der Medizin üblich, entsprechend den körperlichen Beschwerden oder Krankheiten ausgesucht, sondern in erster Linie anhand der jeweils dabei feststellbaren psychischen Auffälligkeiten, Eigenarten oder Störungen. Diese werden durch das oder die geeignete/n Mittel normalisiert oder harmonisiert, was automatisch auch eine Verbesserung oder Heilung des damit verbundenen körperlichen Zustandes nach sich zieht. Man nennt dies "den Körper über die Seele heilen"

Einsatzmöglichkeiten der Bach- Blütenessenzen

Nr.1 AGRIMONY (Odermennig)

Künstlichkeit, Unehrlichkeit, Verlegenheit, Feigheit. Spannungen oder innere Qualen durch Verdrängung. Süchte. Krämpfe. Schmerzen.

Nr. 2 ASPEN (Zitterpappel)

Unerklärliche Ängste und Ahnungen, unheimliche Gefühle. Lebens- oder Zukunftsangst.

Nr. 3 BEECH (Rotbuche)

Einerseits: spontane Ablehnung, Kritiksucht, Unverträglichkeit. Allergien. *Andererseits*: übertriebene Toleranz als Überkompensation einer tiefsitzenden Intoleranz.

Nr. 4 CENTAURY

(Tausendgüldenkraut)

Übertriebene Gutmütigkeit, Nachgiebigkeit, Gehorsam, Anpassung, Unterwürfigkeit, Autoritätshörigkeit.

Nr. 5 CERATO (Bleiwurz)

Unsicherheit, Unselbständigkeit. Bedürfnis nach Rat und Führung. Furcht vor Fehlern.

Nr. 6 CHERRY PLUM

(Kirschpflaume)

Aufgewühltheit, Hysterie, Gefühlsqual. Kurzschlusshandlungen, Psychosen

Nr. 7 CHESTNUT BUD

(Roßkastanienknospen)

Unaufmerksamkeit, Lernschwäche. Geistige Minderentwicklung.

Nr. 8 CHICORY (Wegwarte)

Starke Fürsorge für andere mit dem (oft unbewussten) Wunsch, Abhängigkeit zu erzeugen. Eifersucht. Übertriebenes Liebesbedürfnis. Begehrlichkeit, Selbstmitleid.

Nr. 9 CLEMATIS (Weiße Waldrebe)

Tagträumerei, Vergesslichkeit, Indolenz, Interesselosigkeit, Schlamperei, Weltfremdheit, Bewusstseinsstörungen, Todessehnsucht.

Nr. 10 CRAB APPLE (Holzapfel)

Zwanghaftes Sauberkeitsbedürfnis- und Ordnungsbedürfnis, Pingeligkeit. Ekel. Vergiftungsgefühl, gesundheitliche Hypochondrie. Sexualprobleme durch Ekel oder Beschmutzungsgefühle. Sich-unschön-finden.

Nr. 11 ELM (Ulme)

Akutes Versagensgefühl durch Überbelastung. Leistungsfähigkeit blockiert

Nr. 12 GENTIAN (Bitterer Enzian)

Willensschwäche, ungenügendes Durchhaltevermögen. Entmutigung bei Schwierigkeiten. (Reaktive) Depression durch Misserfolge. Rückfallgefahr in der Heilungsphase.

Nr. 13 GORSE (Stechginster)

Pessimismus, Hoffnungslosigkeit.

Nr. 14 HEATHER (Heidekraut)

Starkes Bedürfnis nach Gesellschaft, Anerkennung und Sympathie. Angst vor Einsamkeit und Ablehnung. Aufdringlichkeit. Geschwätzigkeit. Geltungssucht, Angeberei.

Nr. 15 HOLLY (Stechpalme)

Negative Haltungen jeder Art. Unfreundlichkeit, Ärger, Reizbarkeit, Eifersucht, Misstrauen, Neid.

Nr. 16 HONEYSUCKLE (Geißblatt)

Wehmütige Erinnerungen, Trauer, Heimweh, Sehnsucht. Sentimentalität.

Nr. 17 HORNBEAM (Hainbuche)

Überforderungsgefühl im Alltag oder bei bestimmten Aufgaben.

Nr. 18 IMPATIENS

(drüsentragendes Springkraut)

Ungeduld, Unruhe, Nervosität. Juckreiz.

Nr. 19 LARCH (Lärche)

Kein Selbstvertrauen. Minderwertigkeitsgefühle.

Nr. 20 MIMULUS

(Gefleckte Gauklerblume)

Furcht. Alltagsängste. Allgemeine Ängstlichkeit.

Nr. 21 MUSTARD (Ackersenf)

Niedergeschlagenheit, Schwermut. Unerklärliche Depressionen.

Nr. 22 OAK (Eiche)

Unnachgiebigkeit, Verbissenheit. Durchhalten um jeden Preis. Stress.

Nr. 23 OLIVE (Olive)

Starke Erschöpfung an Körper und / oder Seele.

Nr. 24 PINE (Kiefer)

Schlechtes Gewissen, Schuldgefühle, Selbstverurteilung. Furcht vor Kritik oder Strafe. Zwanghafte Anständigkeit. Perfektionismus. Moralisch bedingte Sexualprobleme.

Nr. 25 RED CHESTNUT

(Rote Kastanie)

Selbstlose Sorge um andere. Zu viel Mitleid.

Nr. 26 ROCK ROSE

(Gelbes Sonnenröschen)

Angst- und/oder Panikstimmung. Verlust der Geistesgegenwart. Notfälle.

Nr. 27 ROCK WATER

(Wasser aus heilkräftiger Quelle)

Zu starke Selbstdisziplin, Asketentum, Unterdrückung der eigenen Gefühle u. Triebe.

Nr. 28 SCLERANTHUS

(Einjähriger Knäuel)

Entscheidungsschwäche, Labilität. Ablenkbarkeit, Sprunghaftigkeit. Innere Zerrissenheit.

Nr. 29 STAR OF BETHLEHEM

(Dold. Milchstern)

Folgen von Schocks, Schrecken oder unerfreulichen Situationen. Trauma. Trostbedürftigkeit.

Nr. 30 SWEET CHESTNUT

(Edelkastanie)

Verzweiflung, Ausweglosigkeit.

Nr. 31 VERVAIN (Eisenkraut)

Weltverbesserei, Missionarismus, Aufdringlichkeit, Intoleranz, zuviel Tatendrang. Stress.

Nr. 32 VINE (Weinrebe)

Intoleranz, Besserwisserei, Dogmatismus. Herrschsucht.

Nr. 33 WALNUT (Walnuss)

Beeinflussbarkeit. Labilität. Mangelnde seelische (und/oder körperliche) Abwehrkraft. Körperliche Umstellung. Jede Art von Neubeginn.

Nr. 34 WATER VIOLET

(Sumpfwasserfeder)

Kontaktprobleme, Distanziertheit, Bindungsangst. Stolz. Platzangst, Freiheitsbedürfnis.

Nr. 35 WHITE CHESTNUT

(Rosskastanie)

Unangenehme Zwangsgedanken, geistige Überdrehtheit, Konzentrationsstörungen.

Nr. 36 WILD OAT (Waldtrespe)

Ziel- und Konzeptlosigkeit, Unklarheit. Unzufriedenheit oder Depression durch Sinnmangel.

Nr. 37 WILD ROSE (Heckenrose)

Initiativelosigkeit. Resignation und Apathie.

Nr. 38 WILLOW (Weide)

Beleidigt-Sein, Verbitterung, Vorwurfshaltung, Enttäuschung, Groll, Schicksalshader.

RESCUE REMEDY / 5-FLOWER-ESSENZ - Das Notfall-Mittel

Alle Not- und Ausnahmesituationen, in denen schnelle Hilfe erforderlich ist.